[redacted] [redacted]

Martina Steinkühler: Wenn wir uns zu trauern trauen

[redacted] [redacted]

Martina Steinkühler

Wenn wir uns zu trauern trauen

Kinder stärken bei Tod und Verlust

Schwabenverlag

Gott spricht: Ich will ihr Trauern
in Freude verwandeln. *(Jeremia 31,13)*

FSC www.fsc.org
MIX
Papier aus verantwortungsvollen Quellen
FSC® C006701

Für die Schwabenverlag AG ist Nachhaltigkeit ein wichtiger Maßstab ihres Handelns. Wir achten daher auf den Einsatz umweltschonender Ressourcen und Materialien.
Dieses Buch wurde auf FSC®-zertifiziertem Papier gedruckt. FSC (Forest Stewardship Council®) ist eine nicht staatliche, gemeinnützige Organisation, die sich für eine ökologische und sozial verantwortliche Nutzung der Wälder unserer Erde einsetzt.

www.schwabenverlag-online.de

Umschlaggestaltung: Finken & Bumiller, Stuttgart
Umschlagabbildung: Nailia Schwarz, Photocase
Druck: CPI – Ebner & Spiegel, Ulm
Hergestellt in Deutschland

ISBN 978-3-7966-1537-5

Inhalt

Einstimmung

So ein Moment wie eben – unser Jüngster im Bett. Spielt Tiefschlaf. Oder »toter Mann«? Lässt zu, dass ich ihn finde, ihm die Socken abstreife, laut murmelnd: »Oh, er schläft schon«, lässt es stumm über sich ergehen, dass ich das Bett aufschüttle, ihn zudecke, streichle. »So viel Mühe gibst du dir also mit mir, wenn ich schlafe …« Plötzlich gibt er das Spiel auf, staunend, ein wenig triumphierend. »Komm schon: kuscheln.«

Kleine Abschiede …

Unsere Abschiede zur Nacht haben viel Rituelles. Ich nehme sein Angebot an – wann sonst will der große »Kleine« noch so viel Nähe und Zärtlichkeit? Ich warte darauf, dass er mich festhält – auch das gehört zum Ritual: »Heute bleibst du mal hier!« Fordernd. Oder doch eher bittend?
»So könnte ich gut schlafen.« Noch immer in meinem Arm. »Ohne Angst, dass jemand kommt …« »Deine beiden großen Brüder«, sage ich, »die schlafen nebenan.« – »Ach die …« Grinsen. Ich löse mich. Es ist gut.
Unseren mittleren Sohn habe ich mal gefragt, warum er sich eigentlich von mir ins Bett bringen lässt; er steht ja ohnehin sofort wieder auf und wandert durchs Haus. »Das muss so sein, Mama«, sagt er. »Das ist symbolisch.« Mit dieser klugen Erklärung bin ich am nächsten Abend zum Jüngsten gegangen, zehn Minuten vor der vereinbarten Bettzeit. »Tim«, sage ich, »ich muss noch schreiben. Kann ich dich heute mal *symbolisch* ins Bett bringen?«
Tim, leider, entrüstet: »Nein, Mama. Ich will Geborgenheit. Die geht nur echt. Symbolisch reicht nicht.« Dass meine Kinder ihre

Bedürfnisse nicht kennen und nicht ausdrücken könnten, kann wirklich niemand behaupten …

Liebe Leserin, lieber Leser,
diese kleinen Abschiede sind eine wunderbare Vorübung für all das, was auf unsere Kinder, so sehr wir sie auch davor beschützen wollen, einmal zukommen wird. Mit Abschieden werden sie konfrontiert sein, sei es, dass eine geliebte Person sie verlässt, sei es, dass der Tod das (vor-)letzte Wort spricht über ein wertvolles und geliebtes Leben. Der Hamster oder die Oma oder der Torwart von Hannover 96 – erschrecken Sie nicht: Der erste Schmerz ist der gleiche, ob es sich um ein Tier oder eine Verwandte oder ein Idol handelt, die gestorben sind.

Und die großen

Wir haben zwei Möglichkeiten. Kennen Sie die? Ich habe, als mein ältester Sohn ein Baby war und zu einem bestimmten Kuscheltier eine unersetzliche Beziehung aufbaute – ohne *Bajo* kein Einschlafen, kein Lachen, kein Trost –, immer einen zweiten *Bajo* in der Schublade gehabt. Das hatte ich nach der ersten *Bajo*-losen Nacht gelernt: Ersatz oder Schlaflosigkeit, das waren die Alternativen. Wenn also *Bajo I* verschwunden war, was bei dem ständigen Mitherumschleppen nicht selten war, kam *Bajo II* zum Einsatz – so als wäre nichts geschehen.
Das meine ich mit Möglichkeit eins: die Kinder von Verlusterfahrungen möglichst abschirmen. Das erspart ihnen Schmerz, uns viel vergebliches Mühen um Trost und Ablenkung. Es ist auch nichts dagegen einzuwenden, dass Sie durchschlafen möchten.
Doch leider – Wasser in den Wein, aber das wissen Sie selbst –: Auf Dauer geht das nicht gut. Die Kinder werden älter, die Abschiede auffälliger. Für die Freundin, die umzieht, den Vater, der

auszieht, den Vogel, der stirbt, und den Opa, der ins Altersheim muss, gibt es kein »Double«, das Sie heimlich aus der Tasche ziehen können. Da müssen Sie sich schon anderes bereithalten: Trost. Wahrscheinlich auch noch mehr (wozu Sie oft, gerade wenn Sie selbst ebenfalls betroffen sind, keinen Nerv haben): Erklärungen, Versicherungen, Zuversicht. Vor allem aber doch Trost. Da sein, aushalten. Auch die durchwachte Nacht, auch die eigene Hilflosigkeit. Oder den Zorn. Zum Beispiel, wenn der Partner gegangen ist. Es ist das, was Ihr Kind dann vor allem braucht, das, was, wenn Tim recht hat, symbolisch nicht geht: Geborgenheit.
Ich möchte in diesem Buch ein wenig vorbereiten auf solche Herausforderungen – Sie und durch Sie auch Ihr Kind; ich möchte Sie stark machen, Ihnen Deutungsangebote und Handlungsangebote machen. Vor allem aber möchte ich Ihnen sagen: Ziehen Sie Ihrem Kind die Strümpfe aus, schütteln Sie sein Bett auf. Dann sind alle schon gar nicht mehr ganz so verzweifelt …

»Scharfes Schwert« und »sanft entschlafen«

Meine Mutter, als sie älter wurde: Immer wollte sie Hauke, unseren Ältesten, bei sich haben. Und immer mehr zog sie ihn mit hinein in ihre eigenen Ängste. So jedenfalls ist es mir vorgekommen.
Sie lehrte ihn den Schlager »Abschied ist ein scharfes Schwert« – nichts, würden Sie sagen, ist ungeeigneter für ein Kind. Sie ahnte, wir würden einmal wegziehen und Hauke mitnehmen. Sie würde ihn gehen lassen, gewiss. Aber eines wollte sie ihm mitgeben: Es würde wehtun.
Später, wir waren längst weggezogen und Hauke besuchte sie regelmäßig, hatte sie andere Ängste. Angst vor dem Tod. »Sie sammelt Todesanzeigen«, berichtet unser Sohn. »Die Sprüche darauf: Sie testet sie. Welcher am meisten Trost gibt.« Er hat das gut ver-

standen. Als meine Mutter dann tot war, fand ich diese Anzeigen, zwanzig oder dreißig: Gedichte, Gebete, Worte. Gegen die Trauer – mehr als gegen den Tod. Ich begriff: Sie hat nicht an sich gedacht und den Tod. Sie hat an uns gedacht und was uns tröstet.

»Sanft entschlafen«, »Weinet nicht«, »Ich habe gelebt, sterben tut mir nicht weh«, »Das Leben ist ein Kreis, ich kehre zurück«. »Weinet nicht«, immer wieder dieses »Weinet nicht«. Und manchmal noch: »Wir sehen uns wieder.«

Es gibt sehr verschiedene Bilder für Abschied und Tod. Manche hart, unbarmherzig, den ungetrösteten Schmerz beschreibend: das scharfe Schwert, das zerrissene Band. Der Sensenmann mit dem Totenschädel. Und sanfte Bilder, die eine Art Schleiertanz tanzen: »Entschlafen« ist er, nicht tot, der Geliebte. Sanft soll er ruhen – ja, wacht er denn auf?

Ich nehme an, beides hat seine Berechtigung, beides will auch bedacht sein. Wir sollten ihn wohl ausleben, den Schmerz, und bisweilen sollten wir ihn auch zudecken, bis wir wieder die Kraft haben, uns ihm zu stellen.

Eines aber geht auf keinen Fall gut, weder für uns noch für unsere Kinder: das Trauern zu verdrängen, zu verhindern, weiterzumachen, als sei nichts geschehen.

Mein Vater wurde krank nach dem Tod meiner Mutter. Mir und meinem Bruder machte er so viel Sorge, dass wir nicht zum Trauern kamen. Er selbst konnte auch nicht trauern, kann es bis heute nicht. Er verweigert sich der Einsicht, dass sie gestorben ist, wartet weiter, wartet, dass sie kommt. Keine Zeit der Trauer. Weder für uns noch für sie.

Das ist nicht gesund. Das müssen wir uns und vor allem unseren Kindern auf jeden Fall ersparen. Der Schmerz muss raus. Auch darum schreibe ich dieses Buch. Der Schmerz muss raus und aufgefangen werden. Nur dann kann er auch heilen.

Wahrnehmungen

Auf dem Bahnhof mit Hauke. Wir warten auf einen lieben Gast und sind zu früh dran. Wir stehen einfach da und so am Rande bekommen wir mit, was um uns herum geschieht. »Mann, wie viele«, sagt Hauke irgendwann. »Was: wie viele?«, frage ich. »Wie viele Abschiede«, sagte Hauke. *Abschied ist ein scharfes Schwert …*

Abschied gehört zum Leben

Und er zählt auf: die junge Frau, die einen jungen Mann küsste. Wieder und wieder. Mit Tränen in den Augen. Die Mutter, die ihr Kind zum Zug brachte. »Hast du auch nichts vergessen? Ruf an. Sobald du da bist: Ruf an …« – »Die nervt«, sagt Hauke. Der alte Mann, der seine erwachsene Tochter scheu umarmt: »Pass auf dich auf.«
»Ja«, sage ich, »so ist das Leben. Ein Kommen und Gehen.« »Und wer wird es je verstehen«, sagt Hauke (der die deutsche Fassung von *La Paloma* zitiert). Der Einfluss der Großmutter reicht weit …
»Ist doch cool«, sagt Hauke. »Weißt du übrigens: Ich ziehe mal nach Kalifornien?« Ich zitiere *Hänschen klein*: »Doch die Mutter weinet sehr … da besinnt sich das Kind.« Keine Chance. »Ach, Mama«, sagt Hauke. »Dann bin ich erwachsen. Und du bist längst tot.« Sage noch einer was gegen einen gesunden Realismus …
Unsere Gesellschaft nennt sich »mobil«. Arbeitnehmer müssen vor allem eines sein: »flexibel«. Was häufigen, willkürlichen Wohnortwechsel nach sich zieht. Es sei denn, wir planen »Wochenendbeziehungen«.
Jeder Umzug ist auch ein Abbruch. Und gerade die, die nicht aus eigenem Entschluss umziehen, sondern mitziehen, mitgezogen werden, spüren die negativen Folgen. Was sie verlieren.

Unsere Kinder haben es schon drei Mal hinter sich. Sie haben sich eigentlich nie beklagt. Nur manchmal, wenn wir auf alten Spuren unterwegs sind, fällt es mir auf: Blockade beim Großen. »Nein, ich erinnere mich nicht.« Eifer beim Mittleren: »Ja, klar, weiß ich noch. Warum ziehen wir nicht wieder hierher?«

Der Kleine, ganz stolz: »Ich bin in Sieseby geboren!« Auf einmal sind sich der Mittlere und der Große einig: »Ja, aber sonst weißt du nichts von Sieseby. Danach sind wir weg. Du hast ja keine Ahnung …« Verschiedene Reaktionen, verschiedene Wege, mit Verlust umzugehen.

Der Unterschied zwischen Abraham und Sara, fällt mir ein, in der Bibel: Beide ziehen sie fort aus ihrer Heimat in eine unbekannte Zukunft. So wie ich die alte Geschichte im ersten Buch Mose im zwölften Kapitel lese, weiß Abraham recht gut, warum er das tut, den Aufbruch wagt, das Nichts, die Zelte:

Und der Herr sprach zu Abraham: Geh aus deinem Vaterland und von deiner Verwandtschaft und aus deines Vaters Haus in ein Land, das ich dir zeigen will. Und ich will dich zu einem großen Volk machen und will dich segnen und dir einen großen Namen machen, und du sollst ein Segen sein (Verse 1 bis 3).

Ein typisches Karriereversprechen, wie der Chef es heute vielleicht Ihnen macht? Geldsegen und Ruhm und dann auch noch vielleicht Arbeitsplätze sichern und Vermögen schaffen für die Firma …?

Es ist tiefer gemeint und ernster zwischen Gott und Abraham, aber dennoch: ein attraktives Versprechen. Abraham kann sich entscheiden und Ja dazu sagen. »Jawohl«, kann er sagen, »*diese* Perspektive ist es wert. Sie ist es wert, alles zurückzulassen und einmal noch neu anzufangen.« – »Vertraut den neuen Wegen«, heißt es in einem neueren Kirchenlied von Klaus Peter Hertsch (Evangelisches Gesangbuch 395). Ich singe es sehr gern. »Wer aufbricht, der kann hoffen«, singt man da. Und auch: Gott »selbst kommt dir entgegen. Die Zukunft ist sein Land«.

Aber was – was ist mit Sara? Weiß sie, was Abraham gehört hat? Gottes Stimme? Oder hört sie nur die Stimme ihres Mannes, der ihr sagt: »Pack alles zusammen. Wir ziehen morgen los«?
Ich glaube, das macht den großen Unterschied bei Aufbrüchen und Umzügen jeder Art: ob man eine Hoffnung damit verbindet, ein Versprechen, oder nur Mühsal und Abschied und was man alles verliert.
Abraham hat Sara hoffentlich von seiner Hoffnung erzählt und von dem, was er glaubte, gehört zu haben. Und Sie erzählen hoffentlich Ihren Kindern von der Hoffnung, die Sie treibt, und der Herausforderung, die Sie erwartet, wenn es heißt: »Sachen packen. Wir gehen in ein Land, das sich uns zeigen wird ...«

Sprechen Sie doch einmal in der Familie über die Geschichte von Abraham und Sara. Vielleicht erzählen Sie sie so, wie ich sie Ihnen gleich erzähle. Und anschließend geben Sie Ihren Kindern Gelegenheit, in Abrahams oder Saras Rolle zu schlüpfen und zu sagen, was sie dabei empfinden.

Wenn man schon lange an einem Ort ist, wenn man im Wohlstand lebt und einen König hat, der gut und angesehen ist unter den Völkern, dann fragt man schon manchmal zurück. Man fragt sich: Wie sind wir hierher gekommen? Was hat uns so weit gebracht? – So fragten damals, vor langer Zeit, Jahrhunderte vor dem ersten Weihnachtsfest die Menschen im Osten, in Israel. »Gott hat uns so weit gebracht«, sagten sie dann. »Mit einer Nomadenfamilie begann es und damit, dass sie aufbrachen ...«
Abraham und Sara leben schon lange an einem Ort. Es ist der Ort, den Abrahams Vater ausgesucht hat: Haran. Abraham weiß nicht, ob das auch für ihn der richtige Ort ist. Irgendwas stimmt nicht. Und Sara bekommt seit Jahren kein Kind ...

Dann, eines Morgens, ist alles anders: Abraham springt auf vom Lager. »Wir müssen alles zusammenpacken. Wir ziehen fort.« Sara reibt sich die Augen. »Warum?«, fragt sie. »Wo ziehen wir hin?« Abraham ist seltsam an diesem Morgen. »Keine Ahnung«, sagt er. »Nur erst mal fort.«
Sara kommt den ganzen Tag über nicht dazu, noch einmal zu fragen. Es ist auch nicht üblich, zu der Zeit, in der Sara lebt, dass Frauen ihren Männern viele Fragen stellen. Sie hat alle Hände voll zu tun. Abraham meint es ernst mit den Reisevorbereitungen. Abraham und Sara schuften bis spät in die Nacht. Ganz Haran machen sie verrückt mit ihrem seltsamen Plan. Für Abschiedsschmerz ist gar keine Zeit.
Und dann setzt sich am nächsten Morgen die Karawane in Bewegung: Abraham und Sara, Lot, sein Neffe, Hagar, Saras Magd, und viele andere … »Warum?«, fragt Sara wieder. »Warum ziehen wir fort?« Abraham stützt sich auf seinen Stab. »Wir finden ein besseres Land«, sagt er. »Anderswo ist es besser als hier.«
Sara kommt tagelang nicht dazu, noch einmal zu fragen. Sie ziehen, ziehen immer weiter nach Westen. Es ist ungewohnt, unterwegs zu sein, ungewohnt und anstrengend. Und spannend, findet Sara.
Eines Nachts, im Zelt, wird sie wach. Abraham liegt nicht neben ihr wie sonst. Schlaftrunken steht sie auf. Draußen findet sie ihn, vor dem Zelt. Er hat den Kopf in den Nacken gelegt und betrachtet den Himmel. »Warum?«, fragte Sara wieder. »Siehst du die Sterne, Sara?«, fragt Abraham. Sara blinzelt. »Man kann sie nicht zählen.« Abraham nickt. »So viele Nachkommen, Sara«, sagt er, »hat Gott mir versprochen.« »Gott?«, fragt Sara. Abraham nickt. »Ich glaube, es war Gott«, sagt er. »So viele Nachkommen hat Gott mir versprochen, wenn ich aufbreche und mit ihm ziehe in ein Land, das er mir zeigen wird.« Sara schluckt. »Darum also«, sagt sie schließlich. »Darum mussten wir fort?« Endlich sieht Abraham sie an. »Bist du mir böse, Sara?«, fragt er. Sara antwortet nicht. Aber ein Lächeln breitet sich aus auf ihrem Gesicht, ein Lächeln wie der Segen Gottes.

Tod gehört zum Leben

»Wie viel Tote hast du heute schon gesehen?« Frage beim Abendessen. Angestrengtes Rechnen. Im Vorabend-Krimi gerade eben. Davor das neue Computerspiel. Wie viele habe ich selbst erledigt? Die coole Grafik zeigt, wie aus Spielfiguren Skelette werden – zum Beispiel wenn ich, der Spielmaster, vergesse, für hinreichend Nahrung zu sorgen, oder natürlich wenn der Feind angreift, dieser Halunke ... Ich habe gleich einen Rachefeldzug gestartet und bei denen drüben alle Kornfelder abgebrannt ...

»Mama, das ist doch nicht echt!« Eine treuherzige Versicherung. Wie echt sie ist, merke ich, als einer der Stallhasen stirbt. Helle Tränen. Zittern. Das kann der Sohn nicht ertragen. Aber die Leichen auf dem Bildschirm. Das ist eine andere Wirklichkeitsstufe. Die Kinder wissen das zu unterscheiden.

Glauben Sie also nicht, es sei einfach. Echter Tod ist schwer. So wie echtes Blut am eigenen Finger zu Schreikrämpfen führt, während das Blut im Vampirfilm allenfalls zum Lachen reizt.

Ich erinnere mich an den Tod meines Großvaters. Ich muss acht oder neun gewesen sein, allenfalls. Ich erzähle hier etwas, das habe ich noch nie erzählt. Es belastet mich und es muss heraus. Vielleicht ist ein Buch über das Trauern der rechte Ort.

Damals bot meine Mutter mir an, den toten Opa noch einmal zu sehen. Ich hatte ihn sehr gemocht und dass er jetzt tot war, tat mir weh. Und deshalb sagte ich ja. Ich hatte keine Ahnung, was da auf mich zukam. Meine Eltern waren in Dingen, die »zu schwer für Kinder« sind, stets sehr diskret. Und so kam ich in diesen Kühlraum der Friedhofskapelle und sah ihn da liegen. Opa, schön hergerichtet, aber so wächsern. So fremd und so tot. Ich kann nicht mehr sagen, was in mir vorging. Ich weiß nur: Ich habe gelacht.

Ja, ich habe gelacht. Und zugleich habe ich mich geschämt. Und ich weiß nicht mehr, warum. Nicht mehr, warum ich lachte, und nicht mehr, warum ich mich schämte. Aber es verwirrt mich und bestürzt mich bis heute.

Vielleicht war es gar nicht falsch, vielleicht war es vollkommen in Ordnung – aber ich habe mir vorgenommen, als ich dann schwanger war und selbst ein erstes Kind erwartete, dass ich *meine Kinder nie mit dem Schock angesichts eines Toten alleinlassen*, sondern ihnen Möglichkeiten bieten werde, zu reden. Zu fragen. Und meinetwegen: zu lachen.

Es gibt ein Lied von einem Hund, das mich seit Jahren begleitet, weil es mir sehr authentisch vorkommt: Ein Streuner war es wohl, und ein kleiner Junge hatte ihn ins Herz geschlossen. Der Vater hat ihn nie gemocht, den Hund – und als er eines Tages verschwand, war der Vater nicht traurig. Wohl aber der Sohn. Und zwar war der Sohn so traurig, dass der Vater es schließlich nicht mehr ertrug. Er ging ins Tierheim und besorgte dort einen ähnlichen Hund, einen beinahe gleichen. Und brachte den nach Hause zu seinem Kind.

Das Kind aber nun – so berichtet es der Song (den Adamo gesungen hat) aus der Ich-Perspektive – erkannte die Täuschung sofort. Und wurde in diesem Augenblick erwachsen. Denn es begriff zugleich auch den guten Willen des Vaters und verstand: »Er will mich schonen und er wird glücklich sein, wenn ich darauf hereinfalle. Wenn ich den Betrug aber aufdecke, ist er verletzt und ich auch, und es ist nichts gewonnen.«

Also spielt das Kind mit (»umarmte diesen Hund, den ich noch niemals sah«) und erkennt dabei: Den Vater hat es lieber als alles andere auf der Welt. Und außerdem: Gegen den Tod kommt es nicht an. Trotzen und Kämpfen und Streiten würde gar nichts bringen – außer weiteres Leid. Für einen selbst und für den Vater.

Was diese Geschichte so anrührend macht: Die Liebe des Vaters hilft dem Kind aus der Trauer. Und das, obwohl oder gerade weil das Täuschungsmanöver misslingt, das dem Kind eigentlich die Wirklichkeit des Verlusts, des Todes des geliebten Tieres, verschleiern soll.

Will sagen: Unsere Kinder wissen eine ganze Menge mehr vom Leben, als wir manchmal glauben. Und sie kommen mit einer

Menge mehr klar. Nur eines brauchen sie dazu, auch wenn es pathetisch klingt: unsere Liebe, wie hilflos auch immer, unsere Liebe, die sie uns abspüren können.

Erzählen Sie doch einmal in der Familie die biblische Geschichte von Abrahams Tod. Darin ist ein Gedanke aufgenommen und ausgedrückt, der uns heute guttut: Es gibt ein Sterben, das in Ordnung ist, das Sterben nach einem langen, erfüllten Leben. Von den Vätern im Alten Testament heißt es dann, sie starben »alt und lebenssatt«.

Im alten Israel erzählte man sich viele Geschichte von Abraham, dem Vorfahren: Wie er einst aufgebrochen war mit Herden und Zelten, um ein neues Land zu suchen. Um viele Nachkommen zu zeugen und ein Volk zu gründen, so zahlreich wie die Sterne. Man erzählte sich, Gott habe ihm Mut gemacht, ihn begleitet und ihm Segen gegeben. Und dann gibt es die Geschichte von Abrahams Tod.

Abraham ist schon sehr alt. Sein Bart ist lang und schneeweiß. Seine Haare sind wenige, auch weiß. Seine Falten sind viele, sehr viele. Abraham ist langsam geworden, vergesslich, ein wenig wunderlich.

Aber jeden Morgen steht er auf und zieht sein Gewand an. Allein. Dann setzt er sich vor sein Zelt in die Morgensonne. Da bleibt er sitzen bis zum Abendrot und sieht zu, was geschieht ringsumher. Nach Sonnenuntergang geht er zurück ins Zelt. Er zieht sein Gewand wieder aus, allein, und legt sich müde auf sein Lager. »Welch ein Tag, Herr Gott! Ich danke dir.«

Sara, Abrahams Frau, ist schon lange tot. Isaak, Abrahams erster Sohn, ist schon lange erwachsen. Er ist bei ihm, und mit ihm die Zwillinge, Abrahams Enkel. Abraham macht gern Scherze mit ihnen. Er schickt sie los, um etwas für ihn zu holen: Speise oder Trank, eine Decke, ein Lamm – und wenn sie damit angelaufen kommen, dann stellt er sich dumm. »Was soll ich damit?«, fragt er. »Das habe ich nicht bestellt.« Und dann lacht er, lacht und lacht über ihre verdutzten Gesichter …

Eines Morgens ist alles anders: Abraham steht nicht auf. Er zieht sich nicht an. Ein Diener kommt. »Soll ich dir helfen, Herr?« Abraham winkt ab. »Ich bleibe heute mal im Bett.« Der Diener verneigt sich. »Wie du willst, Herr.«

Aber er sagt es der Magd. Dass sie Abraham etwas Kräftiges zu essen bringt. Abraham winkt ab, als sie das Zelt mit dampfender Suppe betritt. »Was soll ich damit?«, fragt er. »Das habe ich nicht bestellt.« Die Magd sieht ihn ratlos an. »Bist du krank, Herr?« Abraham dreht sich weg. »Ich bin satt«, sagt er. Die Magd zieht sich zurück. »Wie du willst, Herr.« Aber sie geht und sagt es Isaak, Abrahams Sohn.

Mittags geht Isaak in Abrahams Zelt. »Vater, wie geht es dir?«, fragt er und Abraham entgegnet, so wie es Brauch ist: »Und dir, mein Sohn?« Isaak lächelt. »Ich bin zufrieden, Vater. Ich habe eine gute Frau gefunden.« Abraham lacht. Er erinnert sich daran, dass er es war, der Rebekka für Isaak hat finden lassen. »Dann bin ich auch zufrieden, mein Sohn«, sagt er.

Isaak lässt sich nieder. »Und warum willst du nichts essen, Vater?« Abraham schnalzt ungeduldig mit der Zunge. »Ich bin satt, Sohn«, sagt er. Isaak sieht seinem Vater ins Gesicht. Die Falten sieht er. Vom Lachen sind die. Und vom Weinen. »Was hat dich so satt gemacht, Vater?« Abraham lässt sich Zeit mit der Antwort. »Das Leben«, sagt er schließlich.

Viele Tage bleibt Abraham im Bett. Er steht nicht mehr auf, zieht sich nicht mehr an. Wenn ihm Essen gebracht wird, winkt er ab. »Ich habe nichts bestellt«, sagt er. »Ich bin satt.« Isaak kommt jeden Abend und lässt sich bei ihm nieder. Dann sieht er in das alte Gesicht und lässt sich erzählen. Von Sara, der Mutter. Von den Herden und den Wanderungen. Vom Zelten, vom Zweifeln, vom Hoffen. »Welch ein Leben, Herr«, sagt Abraham. »Ich danke dir.«

Manchmal schweigen sie auch, Abraham und sein Sohn. Und manchmal schläft Abraham dann ein. Dann, eines Morgens, wacht Abraham nicht wieder auf. Isaak, der neben ihm eingeschlafen ist in der Nacht nach langem Schweigen, Isaak sieht es zuerst. Vorsichtig legt er seine Hand auf Abrahams Stirn, segnet ihn, streicht ihm über die Wangen. »Er ist eingeschlafen«, sagt er, als Rebekka kommt, seine Frau. »Friedlich und zufrieden. Lebenssatt.«

Jeder trauert anders

»Wir hatten heute keinen Musikunterricht«, erzählt Leif, als ich abends aus dem Büro nach Hause komme. »Ach so«, sage ich. »Schon wieder einer krank?« »Herr M. ist tot«, sagt Leif. Ich sehe ihn an. »Aber wieso … Der war doch noch nicht alt?« »Herzinfarkt, ganz plötzlich.« Wie nüchtern der Junge ist. Ich sehe, das scheint nur so. Er hat darauf gewartet, es erzählen zu können, seit es am Vormittag geschehen ist.

»Ja, aber …« Ich komme mir dumm vor. Mir fällt nichts Besseres ein. »Die Mädchen haben geheult«, sagt Leif. »Also, ich finde das übertrieben. Voll übertrieben. Ich meine, klar, das ist schlimm. Aber gleich so auszuflippen. Die eine, die ist dann nach Hause. Hat die Arbeit nicht mitgeschrieben. Also, meinst du, das war echt?«

Bevor ich antworten kann, hat er seine erste These noch zweimal wiederholt: »Ich finde das voll übertrieben.« Will er, dass ich das auch übertrieben finde? Oder erwartet er Widerspruch? Soll ich sagen: »Das ist ganz normal, dass eine solche Nachricht einen umhaut«? Oder will er hören: »Du hast recht. So ein Todesfall ist wirklich kein Weltuntergang«?

Vor allem will er reden. Er will ein Gespräch über diesen Todesfall und er will ein Gespräch über Trauer. Was ist Trauer? Wie viel Trauer ist vernünftig, wie viel Trauer ist echt? Ist seine Trauer zu

klein oder die der Mädchen zu groß? »Jeder trauert anders«, sage ich. Wir reden noch eine ganze Weile hin und her. Damit ist Leif erst mal zufrieden.
Ich bilde mich weiter – für Leif. Ich frische auf, was ich über die »Phasen der Trauer« einmal gelernt habe. Danach kann ich ihm und mir erklären, wie Trauer nach wissenschaftlichen Erkenntnissen abläuft.

Vier Trauerphasen

(nach Verena Kast, einer der bekanntesten Schweizer Psychologinnen, mit Bezug auf die Phasen des Sterbens von Elisabeth Kübler-Ross, der Gründerin der sogenannten Hospizbewegung, die sich für die Begleitung Sterbender einsetzen)

NICHT-WAHRHABEN-WOLLEN

Die Todesnachricht ist ganz frisch. Ich stehe unter Schock und weigere mich, zu begreifen. Ich bin starr. Ich habe nur einen Gedanken: »Das ist ein böser Traum!«

AUFBRECHENDE EMOTIONEN

Sobald der Schock sich legt, kehren die Gefühle mit Macht zurück. Ein Chaos stürzt auf mich ein: Trauer, Wut, Freude, Angst, Unruhe, Zorn … Ich kann nicht schlafen, werde krank. Ich frage, wer »schuld« ist; ich will nicht ruhen.

SUCHEN, FINDEN, SICH TRENNEN

Ich konzentriere mich auf den, den ich verloren habe. Er fehlt mir an allen Ecken und Enden. Unbewusst suche ich nach ihm, finde nur Erinnerungen. Allmählich beginne ich, zu begreifen und Abschied zu nehmen.

NEUER SELBST- UND WELTBEZUG

Ich habe eine neue Haltung zu dem Verstorbenen gefunden und kann mich wieder dem Leben jenseits der verlorenen Beziehung zuwenden. Er wird immer ein Teil von mir bleiben. Aber mein Leben verändert sich und geht weiter.

Leif hört sich das alles an. Dann schüttelt er den Kopf. »Jeder trauert anders«, sagt er. Und ich kann nur zustimmen. Diese Phasen mögen ein wenig Anhalt geben, so eine Art »typischen Verlauf« abbilden. Eine Norm, wie es sein muss, sind sie nicht. Da sind sich übrigens auch die Trauerforscher einig. Mir genügt Leifs gesundes Urteil aus dem Bauch heraus.

Ich lese ihm vor, was alles »normal« ist in der Trauer. Das habe ich aus dem Buch einer Trauerbegleiterin:

EMOTIONALE TRAUERREAKTIONEN

»Die emotionalen Reaktionen, die ein Mensch durch den Verlust einer ihm nahestehenden Person erlebt, können sehr vielfältig sein. Diese zumeist sehr intensiven Gemütszustände können wellenartig auftreten. Dazu können gehören: Traurigkeit, Schmerz, Verzweiflung, Einsamkeitsgefühle, Schock, Angst, Panik, Existenzängste, Hass, Wut, Zorn (auch gegenüber dem Verstorbenen), Liebe, Sehnsucht, Aggressivität, Zerstörungswut, Schuldgefühle, Schamgefühle, Nervosität, Enttäuschung, Ohnmacht, Niedergeschlagenheit, Taubheit, Leere, Hilflosigkeit, Ratlosigkeit, Verwirrung, Empfindungslosigkeit, aber auch Betäubung, Depression, Freude, Dankbarkeit, Erleichterung, Befreiung, Todessehnsucht, Freudlosigkeit …« (Stephanie Witt-Loers, Trauernde begleiten, Göttingen 2010, S.40).

»Ich würde schreien«, meint Tim, der inzwischen dazugekommen ist. »Ich würde mich auf den Boden werfen und mit den Händen und Füßen trommeln.« »Ich würde drei Tage nichts essen«, sagt Hauke. Das »Würde«-Spiel macht ihnen – wie immer – Freude. »Aber dann eine halbe Sahnetorte.« Ich sage es oft: Das »Würde«-Spiel macht sie auch stark.

Erzählen Sie doch einmal in der Familie die biblische Geschichte von Davids Trauer um sein Kind. Da trauert David dermaßen anders, dass es einem zu denken geben kann. Fruchtbare Gespräche schließen sich an …

In der Bibel gibt es viele Geschichten über David, den König, den Gott selbst ausgewählt hatte. David war zuerst ein Hirte und ein Harfespieler. Er spielte Gott zur Ehre. Dann wurde er König, Gott zur Ehre, und er machte seine Sache gut – bis auf die Sache mit Batseba. In die verliebte er sich und bekam mit ihr ein Kind, obwohl sie vorher schon verheiratet gewesen war … Von diesem Kind, es ist noch klein, handelt die Geschichte.

Batsebas Kind wurde sehr krank. Das war normal, damals. Kleine Kinder wurden sehr oft krank und selten erlebten sie ihren ersten Geburtstag. David hatte Batseba lieb und er hatte das Kind lieb. Als nun das Kind krank wurde – es hatte noch keinen Namen –, da zerriss David sein Gewand. Er streute sich Asche aufs Haupt. Ein Zeichen der Trauer und der Demut. Tag und Nacht betete der König zu Gott für sein Kind. Er regierte nicht mehr. Er dachte nur noch an sein Kind. »Gott«, sagte er wohl auch, »ist das eine Strafe? Meine Strafe dafür, dass ich mich in Batseba verliebt habe? Dass ich sie mir genommen habe, gestohlen von ihrem Mann? (Und ohne sie zu fragen?)« Ja, sein schlechtes Gewissen plagte ihn. Es ging ihm ziemlich schlecht. Aber dann hörte er Gott wohl auch antworten. »Unsinn, David. Ich töte keine kleinen Kinder, um ihre Eltern zu bestrafen. Überhaupt töte ich keine kleinen Kinder. Sie sterben. Überhaupt töte ich niemanden. Ich liebe das Leben, nicht den Tod. Aber leider: Ihr alle seid sterblich. Der Tod kommt, David. Hierhin und dorthin. Das ist euer Leben.«

Und dann kam der Tod. Noch in derselben Nacht. Und er nahm Davids und Batsebas Kind. David wusste: Gott wollte das nicht. Und David wusste: Gott fühlte Schmerz und Trauer, genau wie Batseba. Genau wie er, David, der Hirte, der König.

Dann tat David etwas, das die Knechte entsetzte und Davids ganzes Haus: Als die Nachricht kam – »Herr, dein Kind ist gestorben« –, da wusch David sich und zog seinen Königsmantel an. Er stieg auf seinen Thron und er regierte wieder. »Herr«, fragten wohl seine Diener, »trauerst du nicht?« David aber antwortete: »Ich habe getrauert und gebetet und mit Gott gekämpft. Zum Wohl meines Kindes, solange noch Hoffnung war. Nun aber ist nichts mehr zu machen. Nichts mehr als weiterzumachen. Zum Wohl meines Volkes und Gott zu Ehren. Gott liebt das Leben, nicht den Tod.«

Still oder zornig: Kinder trauern

»Ich fürcht mich«, sagte mir eine Freundin. Ihr Mann war gestorben. »Ich fürchte mich vor Kevin. Er ist so unberechenbar geworden.« Kevin war ihr Sohn, dreizehn Jahre alt. Und Kevin war ganz einfach zornig. Er behandelte seine Mutter wie Dreck. Er kam und ging, wie er wollte. Er rauchte, trank Bier. Er fiel in der Schule dumm auf, weil er die Tafel beschmierte, die Lehrerin provozierte und jüngere Mädchen in Angst und Schrecken versetzte.

»Er trauert«, sagte die Psychologin, ohne die es nicht mehr zu gehen schien. Sie bekam dann heraus, was vielleicht in Kevin vorging. Er fühlte sich im Stich gelassen. Sein Vater hatte Pläne gemacht für ihn und für sich, Pläne, die nun nicht mehr umgesetzt werden konnten.

Dazu kam ab und zu ein Streit des Vaters mit der Mutter. Standen die Zeichen nicht auf Sturm? Auf – Trennung? Und dann dieser blöde Autounfall! War Vater im Zorn aus dem Haus gegangen, aufgebracht über die Mutter? Vielleicht mit dem heimlichen Vorsatz, nicht wiederzukommen?

»Warum hat er mich nicht mitgenommen?!« Auf einmal dann: Tränen und Schluchzen. Das war er, der springende Punkt. Nicht der Groll auf die Mutter, nicht die vergeblichen Pläne (eigentlich, kam heraus, hatte Kevin diese Pläne des Vaters ohnehin mit gemischten Gefühlen gesehen, ja, beinahe gefürchtet). Nichts von alldem. »Warum hat er mich nicht mitgenommen?«

»Warum hat er mich nicht mitgenommen?« – Auf die letzte Autofahrt? In den Unfall? In den Tod? »Kevin, das willst du nicht wirklich …« Doch, Kevin wollte das wirklich. »Tot sein ist leichter als trauern«, hat mal ein anderes Kind gesagt. Aber trauern geht vorbei, Kevin. Totsein nicht. Nicht in dieser Welt.

Sie hat sich eingesperrt. In ihr Zimmer. In sich selbst. Ein Mädchen aus Verenas Klasse ist gestorben, ein Mädchen, von dem wir nicht einmal wussten, dass Verena es gern hatte. Wir stehen hilflos vor ihrer Tür. »Lasst mich in Ruhe«, sagt Verena. »Es ist nichts.«

Verena will nicht zugeben, dass sie trauert. Sie geht in einem Schutzmantel zur Schule. Die freie Zeit verbringt sie in ihrem Zimmer. »Lasst mich in Ruhe.«

Es ist gut, die Wünsche der Kinder ernst zu nehmen. Geschlossene Türen sind geschlossene Türen. Auch jüngere Kinder zeigen schon an, wenn sie sich abgrenzen wollen. Es kann viel zerstören, wenn Vertrauenspersonen sich leichtfertig darüber hinwegsetzen. In Verenas Fall war es allzu herausfordernd. »Lasst mich in Ruhe!« Sie malte auch ein Schild für ihre Tür. »Lasst mich in Ruhe, sonst …« Es war ihr Vater, der die Geduld verlor. Mit dem Schild, nicht mit ihr. »Du hast ja gar keine Ruhe«, sagte er, als er die Tür öffnete. Sie war nur angelehnt. »Der Tod dieses Mädchens macht dir Angst. Und das wird erst wieder gut, wenn wir gesprochen haben.«

»Es macht ihnen gar nichts aus.« Eine andere Freundin beobachtet ihre Kinder beim Spiel. Sie sind sechs und acht und sie toben wie gestern und wie letzte Woche. Und doch hat sich ihr Leben von heute auf morgen einschneidend verändert: Der Vater ist ausgezogen. Er kommt wohl nicht wieder. »Täusche dich nicht«, sagt die Nachbarin, die Ähnliches bereits hinter sich hat. »Sie zeigen es nicht. Sie tun, als wüssten sie nichts. Und sie wollen es auch nicht wissen. Aber achte mal darauf: auf die eine oder andere Weise …«

Das eine Kind nimmt zu. Es isst plötzlich ohne Hemmung. Das andere Kind zerbeißt Fingernägel und Nagelbetten. Eines macht nachts ins Bett, ein anderes kann nicht mehr schlafen.
Jedes Kind trauert anders und die wenigsten sagen, sie brauchen Hilfe. Es ist gut, wenn wir wach sind. Und offen. Wenn wir alle Formen der Trauer hinnehmen und annehmen und immer bereit sind, gesprächsbereit, bereit, Nähe zu geben, bereit, an geschlossene Türen behutsam zu klopfen. Denn eigentlich sind sie angelehnt, die Türen. Die Hoffnung, getröstet zu werden, ist groß.

Beten Sie doch in der Familie den 121. Psalm vielleicht abends vor dem Schlafengehen mit den Kindern. Ich würde die alten Worte nicht verändern, sondern wirken lassen. Das kann geprägte religiöse Sprache sein, Sprache, die Trost bietet, wenn alle Türen zu sind:

Ich hebe meine Augen auf zu den Bergen.
Woher kommt mir Hilfe?
Meine Hilfe kommt vom Herrn,
der Himmel und Erde gemacht hat.
Er wird deinen Fuß nicht gleiten lassen,
und der dich behütet, schläft nicht.
Siehe, der Hüter Israels schläft und schlummert nicht.
Der Herr behüte dich;
der Herr ist dein Schatten über deiner rechten Hand,
dass dich des Tages die Sonne nicht steche
noch der Mond des Nachts.
Der Herr behüte dich vor allem Übel,
er behüte deine Seele.
Der Herr behüte deinen Ausgang und Eingang
von nun an bis in Ewigkeit!

Abschiedsworte

»Das wird schon wieder.« – »Kopf hoch, halb so schlimm!« – »Lass dich nicht so gehen.« – »Du findest Dutzende, die besser sind …« Wie finden Sie solche Worte, wenn Sie Abschiedsschmerz haben? – Ja, genau: Sie ärgern einen, beleidigen einen, reizen zum Widerspruch.

Doch, es *ist* so schlimm. Und nein, verflixt, es wird *nie* wieder, wie es war! Und außerdem: Warum erträgst du es nicht, dass ich traurig bin?

Verstehen Sie, wenn auch die Kinder so empfinden? Wenn auch sie nicht leichtfertig vertröstet, abgelenkt, von ihrem Trauerschmerz abgebracht werden wollen?

Abschiedsschmerz mit Kindern zu teilen ist ein Segen. Sie sind nicht allein. Trauern Sie gemeinsam mit Ihrem Kind, Ihren Kindern. Sitzen Sie zusammen, wenn es dunkel wird, und sprechen Sie von dem Menschen, der fehlt. Sprechen Sie davon, wie sehr er fehlt und wobei; sprechen Sie auch davon, was er jetzt macht und dass er, warum auch immer er sich entschieden hat, zu gehen, doch zurückdenkt und dass seine Liebe – den Kindern zumindest – immer noch gilt.

Und wenn Sie wirklich nicht traurig sein können, obwohl Ihr Kind es ist, dann machen Sie auch das zum Thema: »Ich weiß, Papa fehlt dir. Ich weiß: Du fehlst ihm auch. Du weißt: Ich war am Ende froh, dass es vorbei war. Es ging einfach nicht mehr. Aber das war zwischen uns Großen. Mit dir hat das nichts zu tun. Du bist mein Kind und seines. Daran wird sich nie etwas ändern.«

Das hilft. Ehrlichkeit hilft. Ihr Kind muss wissen, dass es zu Ihnen kommen kann, wenn es traurig ist. Wenn es vermisst. Und dass Sie ihm das dann nicht vorwerfen.

Es ist heilsam, Worte des Abschieds zu finden, zu sammeln und auszuprobieren. Welches ist für mich echt, welches hilft? Welches ist nur Kosmetik oder bittere Medizin?

Schauen Sie sich gemeinsam an, wie das Fernsehen (natürlich in altersgruppengerechten Programmen) mit Abschied umgeht, welche Sprache die Sendungen finden. Lesen Sie gemeinsam Kinder- und Bilderbücher, probieren Sie Bibelverse aus. Ich bin überzeugt: Die Beschäftigung mit dem Thema »Abschied« und »Trauer« kann viel besser heilen, als wenn man aus lauter Unsicherheit so tut, als ob nichts wäre.

Wenn es um Abschied geht, nicht um Tod, dann finde ich eine ganz altmodische Formulierung unübertrefflich stark: Lebe wohl. Wahrscheinlich meint das nicht viel, »lebe wohl«, wenn Sie es einfach nur sagen. Wenn Sie aber bei Gelegenheit mit Ihrem Kind darüber nachdenken, was es bedeutet, dann können Sie mit diesen zwei Worten eine ganze Menge geben.

Missverstandene und fehlgeleitete Liebe sagt »stirb«, wenn der andere geht: »Mies soll es dir ergehen, und du wirst schon sehen, was du davon hast.«

Am Ehrentag, wenn es Grund gibt zu feiern, sagt man dem geliebten Menschen: »Lebe hoch!« Hoch-Leben, Hoch-Zeit – das ist das Gegenteil von Alltag, der Augenblick des schieren Glücks. Der geht vorbei. Und dann – ist wieder Alltag.

Aber dies nun: »Lebe wohl!« – das ist bescheidener, das ist für lange Zeit gemeint und haltbar. »Wohl«, das Adverb von »gut«: Ein Leben in ruhigen Bahnen ist es, das wir zum Abschied wünschen, das ist versöhnlich, das ist sogar ein wenig selbstlos: Auch wenn dein Weg nun anderswohin führt – ich wünsche dir Gutes. Für das Kind, das das hört und versteht, kann so manches heilen. Wenn Sie noch einmal weiter darüber nachdenken, entdecken Sie mehr an diesem kleinen »Lebe wohl«. Äußerlich ist es ein Wunsch, er zeigt Ihren guten Willen, er entspannt die Beziehung. Darüber hinaus ist es aber ein Wunsch, für dessen Wahrwerden Sie nicht einstehen können. Sie haben es nicht in der Hand, wie es dem, der da geht, in Zukunft ergehen wird. Meinen Sie mehr – meinen Sie, dass Sie wünschen, dass der Mensch, der geht, behütet sein möge?

Meinen Sie, dass Sie sein Wohlergehen in mächtige, in gute Hände legen?
Hier stehen kleine und große Worte zur Verfügung, die das noch deutlicher machen: Ade, adieu, adios. Damit nehmen Sie Gott in den Mund (französisch »Dieu«, spanisch »Dios«); Sie verweisen den, der geht, an Gott: In Frieden lasse ich dich gehen, und da ich weder mitgehen kann noch meine Hand dich geleiten kann, befehle ich dich in Gottes Hut.
Wir sprechen vom Segen. Segen weitergeben ist etwas ganz Wichtiges und ungemein Tröstliches und Heilsames. Sie merken das schon daran, dass diese kleinen Worte – ade, adios – in unserer weltlichen Welt geblieben sind, auch wenn Gott ihr fremd geworden ist.
»Mit Gott« und eine kleine Berührung: Segen für den Weg. Vielleicht möchte Ihr Kind wissen, was das ist – Segen. Ist das ein Zauber? Ein magischer Schutzschild?
Machen Sie Ihrem Kind da keine falschen Versprechungen, die Gott nicht einhalten wird. Das Leben ist, wie es ist, es hält Höhen und Tiefen bereit für jeden Menschen. Gott mischt sich da nicht ein. Und so ist das Leben.
Was Gottes Segen bedeutet, ist etwa Folgendes: In allem, was dir im Leben begegnet an Gutem und Schlimmen, darfst du gewiss sein: Es ist nicht vergebens. Es ist nicht nichtig zu leben. Gottes guter Geist regiert die Welt. Und Gottes Hand ist dir nahe. Halt dich nur fest.
Am deutlichsten sagen uralte Worte in der Bibel, was Segen ist. Lassen Sie sie wirken:

»Der Herr segne dich und er behüte dich;
der Herr lasse sein Angesicht über dir leuchten
und sei dir gnädig.
Der Herr erhebe sein Angesicht auf dich
und gebe dir Frieden.«
Numeri 6,24–26

Zu schwierig für Kinder? Ein Mädchen, das in einem Taufgottesdienst miterlebt hatte, wie der Pfarrer am Ende mit ausgebreiteten Armen vom Altar her die Gemeinde segnete, sagte hinterher: »Gott hat mich angelächelt.« Ich denke, sie hat genug verstanden.
Aber es gibt auch noch andere Segensworte, die zur Verfügung stehen und gern zum Abschied gesprochen werden. Suchen Sie einmal im Internet; zu den Stichwörtern »Reisesegen« oder »irischer Segen« finden Sie ein reichhaltiges Angebot. Vieles ist Geschmackssache. Zur Vorsicht rate ich nur, wo allzu viel versprochen wird (siehe oben: Gott ist kein Rundum-Sorglos-Paket!).
Einfach schön ist auch dieser Segen: Und bis wir uns wiedersehen, halte Gott dich fest in seiner Hand (gibt es auch als Lied: »Möge die Straße uns zusammenführen«).

Trostworte

»Er hat nicht gelitten.« »Eigentlich war es eine Erlösung.« »Sei dankbar, dass es vorbei ist.« Eines sei vorweg gesagt: Trostworte, die gesprochen werden, wenn der Schock oder der Schmerz über einen Todesfall noch ganz frisch sind, können eigentlich nur falsch sein.
Nun ist mein Vater auch gestorben. Nach dem Tod meiner Mutter hat er, so kommt es mir vor, im Nebel des Vergessens Trost und Geborgenheit gefunden. Medizinisch hieß es »Demenz«. Er war desorientiert, manchmal panisch, meistens apathisch. Was wir versuchten, ihm Gutes zu tun, kam nicht an. Hilflos stand man dabei. *Woher kommt mir Hilfe?*
Dann die Nachricht: Papa ist tot. Es ging rasch, ein Infekt, spät kam er noch ins Krankenhaus. Herzstillstand. Eine Erlösung? Wahrscheinlich. Nüchtern betrachtet, Tage nach dem Ereignis. Aber am Abend des Todestages: Ich hätte sie schlagen können, die, die mich anriefen und verständnisvoll tröstend von »Erlösung«

sprachen. Sie verstehen: Es war ja nicht falsch. Und es war gut gemeint. Aber so viel Abstand hat man nicht, wenn die Trauer so unverhofft ins Leben hereinbricht.

Schmerz liegt obenauf. Papa ist tot. Papa ist dann nicht der, der in einer anderen Stadt lebte, den man selten sah, der fremd geworden war, schließlich krank. Papa war dann: Geborgenheit, Vergangenheit, glückliche Kindheit.

Wenn es mir schon so geht, wie kann ich da Kinder nicht verstehen, die auf eine schmerzhafte Nachricht mit Zorn reagieren, heftig und ungerecht. Aggressiv. Das eine oder andere Kind kommt vielleicht gleich in unsere Arme. Aber viele und gerade die Älteren, die schotten sich erst einmal ab. Wollen selbst verstehen, was da in ihnen geschieht, was so schmerzt und warum es nicht wieder gut wird. Später können sie zuhören und reden und Trost entgegennehmen. Es gilt, ihn dann bereitzuhaben.

Kleinreden hilft übrigens selten bis gar nicht. Viel besser und in wahrstem Sinn guter Brauch: Man drückt sein »Beileid« aus, oder, ein wenig distanzierter, seine »Anteilnahme«. Lesen Sie nur die Aufdrucke einschlägiger Karten: Die Worte, die hier gefunden werden, sind stets die gleichen: Beileid, Anteilnahme.

Einem Kind werden solche Formeln nichts sagen. Es sei denn, Sie ergründen mit ihm, was darin steckt. Bei-Leid. Das heißt: Ich weiß, dass du Leid trägst. Und es tut mir leid, so leid, dass ich ein wenig mittrage. Anteil-Nahme. Das heißt: Ich versetze mich in deine Lage, einen Teil deines Kummers möchte ich auf mich nehmen. Damit du nicht allein bist in deiner Traurigkeit.

Schöne Formeln sind das, genau, was der Trauernde braucht – wenn sie ernst gemeint sind. Etwas, das als Trostwort ebenso schlecht ankommt wie das Kleinreden ist das Vertrösten. Wenn einer mir beispielsweise angesichts eines gerade erst erlebten Trauerfalls sagt: »Das geht vorbei. Wirst sehen, der Schmerz vergeht. Schau nach vorn …«, dann ist das zwar wahr (in der Regel; viel Lebenserfahrung spricht dafür), aber hören will ich das in meiner Trauer nicht. Jetzt ist der Schmerz da. Jetzt, heute, ist er unendlich. Und jetzt bedeutet Beileid, dass du einfach mitleidest. Den Mund hältst. Und gern meine Hand.

Die Wahrheit, dass die Trauer ein Weg ist, und meistens ein Weg durchs Dunkel zu neuem Licht, die ließe sich allenfalls erzählen. Vielleicht mit der Geschichte von den Emmaus-Jüngern (Lukas 24), zum Beispiel wie folgt:

Sie gingen mit hängenden Köpfen. Aus, vorbei. Sie hatten ihren Meister verloren, ihren Lehrer, ihr Vorbild, alles. Den, der ihnen das Staunen und das Hoffen neu beigebracht hatte, das Glauben und das Lieben. Und sie, sie hatten gedacht, es wäre für immer.
Für immer. Alles verloren. Sie gingen mit hängenden Köpfen. Sie redeten kaum miteinander. Das Kreuz im Rücken, das Kreuz von der Hinrichtungsstätte. Dort, wo er gestorben war, er, der Meister, der Wundermann, er, der alles richten sollte. »Er hat sich hinrichten lassen!« Der eine spricht nun doch. Bittere Worte. Alles verloren.
»Ich vermisse ihn«, sagt der andere, »ich vermisse ihn einfach ganz schrecklich! Es war so gut, ihn zu sehen und zu hören, mit ihm zu reden, an ihn zu glauben ...«
»Er wollte die Welt retten.« Der Erste ist immer noch zornig. »Und rettete nicht mal sich selbst!«
»Was nützt es schon, sich selbst zu retten?«, fragt plötzlich ein Dritter, der mit ihnen geht. Sie haben ihn nicht kommen sehen. Sie sehen ihn nicht an. Aber etwas an seinen Worten lässt sie aufhorchen. »Und warum sagt ihr, es ist vorbei?« – »Weil doch nur er ...«, beginnt der erste Schüler. »Weil er mir fehlt«, sagt der zweite Schüler. »Seid ihr nicht seine Schüler?«, fragt der Fremde den Ersten. »Habt ihr nichts gelernt?« Dem Zweiten legt er den Arm um die Schultern. »Wir?« Der Erste hebt den Kopf. »Du meinst, wir sollen an seiner Stelle ...?« »Niemand kann ihn ersetzen«, sagt der Zweite. »Nicht an

seiner Stelle«, sagt der Fremde zum Ersten. »Aber in seinem Sinn.« Dem Zweiten gibt er ein Tuch zum Naseputzen.
Im Nu sind sie am Ziel. Sie haben gar nicht gemerkt, dass sie plötzlich rascher und aufrechter gehen. »Bleibe bei uns«, sagt der zweite Schüler. »Es wird ja schon dunkel.« Der Fremde lächelt. »Und dann wieder hell.«
Beim Abendmahl ist es der Fremde, der das Dankgebet spricht. Er nimmt das Brot, bricht es und reicht es den Jüngern. »Jesu Leib, für euch gebrochen«, sagt er. Er nimmt den Kelch und reicht ihn den Jüngern. »Jesu Blut, für euch vergossen.« Da sehen sie, für einen Augenblick – ihren Herrn.
Was soll ich sagen? Sie sind nicht in Emmaus geblieben, diese beiden Jünger. Gleich nach dem Essen sind sie zurückgelaufen nach Jerusalem. Ihr hört richtig: gelaufen! Mit großen Schritten und zum Jubeln erhobenen Armen. »Es ist nicht vorbei!«, rufen sie. »In Jesu Sinn: Jetzt geht es los!«

Begegnungen

Der Mann kommt bleich nach Hause. Die Hände, die den Autoschlüssel an den Haken hängen, zittern. »Heute habe ich dem Tod ins Angesicht gesehen«, sagt er, als er die Küche betritt.
Die Familie, schon am Abendbrottisch versammelt, hält inne. Schaut ihn an. »Was ist geschehen?«, fragt die Frau. »Papa!«, schreit die große Tochter und schlägt die Hand vor den Mund. »Mal wieder wie ein Wahnsinniger über die Autobahn geheizt?«, fragt der Sohn. Die Jüngste stellt eine ganz andere Frage: »Wie sieht er denn aus?«
Keiner antwortet ihr. Der Rest der Familie lauscht gespannt, während der Mann von seinem Schockerlebnis erzählt. Die freie Autobahn, wellig. Und da, hinter einer Erhebung: Stau. So plötzlich, so unerwartet. »Da gab's nur noch eines: Bleifuß auf die Bremse.« Er fährt sich durchs Haar, immer noch bleich. »Ich sag euch, wenn einer hinter mir gewesen wäre … das wär's gewesen.«
Nach dem Essen – er hat erst nichts gegessen, dann zögernd, gedankenlos – läuft die Kleine ihm nach. »Papa, wie sieht er denn aus?«
»Wer?« Inzwischen hat der Mann wieder ein wenig Farbe. »Na, der Tod.« Er runzelt die Stirn. »Lass den Quatsch!«, fährt er die Kleine an. »Darüber macht man keine Witze!«

Wie sieht der Tod eigentlich aus?

Wir stehen in der gotischen Marienkirche meiner Heimatstadt und bewundern die bunten Fenster. »Seht mal!«, ruft Tim. »Die tanzen mit dem Tod.« Der Junge hat recht, vollkommen recht, obwohl er mit der Bilderwelt spätmittelalterlicher Frömmigkeit bisher noch nie in Berührung gekommen ist.

»Woran erkennst du den Tod?« Tim hebt die Schultern. »Der sieht so aus wie immer«, sagt er, medienerfahren, wie er ist. Ein Gerippe im Umhang, ein breites Totenkopfgrinsen, tote Augenhöhlen. Oder sie glühen feurig: So geistert der Tod durch moderne wie alte Bilderwelten. Er kann wohl nicht anders aussehen.

Bleiche Knochen, fleischlos, ein kahler Schädel – der Tod auf Bildern sieht so aus, wie die Toten aussehen. Er ist der, der die Lebenden holt und sie zu Seinesgleichen macht. Und warum grinst er? Er grinst fies. Er grinst aus lauter Schadenfreude. Wenn ich so sein muss, kein Fleisch auf den Knochen, warum soll es euch dann besser gehen? Er ist fies, er ist böse, er verbreitet Angst und Schrecken. Er macht Angst, er ist unerbittlich und kalt, er hat Macht. Vor ihm, der jeden Menschen einmal holt, sind alle Menschen gleich.

Wir verstehen: Er ist nicht echt. Er ist eine Personifikation dessen, was uns erwartet, eine Personifikation unserer Ängste und Ahnungen, er *muss* böse sein, denn er tut uns an, was wir nicht wollen. Er beendet unser Leben.

Andererseits erzählen die Menschen Geschichten davon, wie dieser Tod zu überlisten wäre: Dass er gern wettet und dass man ihm da überlegen ist, zum Beispiel wenn man ihn nach der Liebe fragt. Unmensch, der er ist, kennt er die Liebe nicht und kann ihre Rätsel nicht lösen.

Man kann »dem Tod von der Schippe springen«, auch das ist Stoff für Bilder seit dem Mittelalter. Es ist wohl so etwas wie Pfeifen im Wald …

Wie ist das so, unter der Erde?

»Ich lass mich auf jeden Fall verbrennen, wenn ich tot bin«, sagt Tim. »Ist doch ekelig in der Erde. Da kommen die Würmer und zersetzen dich.« »Die machen dich zu Kompost«, ergänzt Lasse, sein Freund. »Dann kannst du die Blumen düngen.« Lasse kann dieser Vorstellung einiges abgewinnen. Tim bleibt dabei: »Das ist ekelig.«

Vielleicht befremdet es Sie, zuzuhören, wenn sich Kinder so nüchtern über den Verbleib von Leichen – der eigenen Leichen – austauschen. Vielleicht ist es Ihnen unheimlich, dass die Kleinen vor dem Thema nicht zurückscheuen, die anstößigen Details nicht lieber unbedacht oder wenigstens ungesagt lassen.

Kindern liegt eine solche Vogel-Strauß-Taktik wenig. In einer bestimmten Entwicklungsphase (meistens im Grundschulalter) wollen sie Dingen auf den Grund gehen, erst recht, wenn es sich um »schräge« und »gruselige« Dinge handelt.

Es kann durchaus sein, dass Ihr Kind Sie nach der ersten Beerdigung, die es miterlebt, hemmungslos ausfragt: Was geschieht mit dem Körper in dem Sarg, was mit dem Sarg in der Erde? Woher weiß man, dass die Leiche auch wirklich tot ist? Hat sie noch Gefühle? Vielleicht nimmt sie noch etwas wahr? Wie fühlt sie sich an? Kalt oder warm? Hart wie Stein? Ist sie leichter als vorher? Wo ist das Loch, wo das Leben rausgekommen ist? Ist das Blut eigentlich noch drin? Fürchtet sie sich? …

Dem Kind ist nicht damit gedient, wenn Sie dann ausweichend reagieren. Sie sollten sich also einige Kenntnisse verschaffen. Oder zusammen mit dem Kind im Internet recherchieren. Keine Sorge, das ist nicht grob oder pietätlos und Sie müssen sich auch keine Sorge um die Gefühlskälte des Kindes machen. Im Gegenteil: Wenn Sie den Fragenkanon aufmerksam prüfen, werden Sie feststellen, was das Kind mit seinen Sachfragen wirklich sucht: Orientierung, Anhalt. Vor allem aber die Gewissheit, dass der, der tot ist, nichts mehr fühlt.

Zu den Urängsten der Menschen gehört es, ins Bodenlose zu fallen, sich zu verirren und: lebendig begraben zu sein. Gewiss kennen auch Sie ein bestimmtes Muster von Albtraum, das Sie immer wieder heimsucht. Dann wissen Sie, wovon ich spreche.

Am »fremden Objekt« suchen Kinder, die nach den Befindlichkeiten der Leiche fragen, nach Deckung vor ihren eigenen Albdrücken. Wenigstens das, lernen sie, kann mir nicht passieren: dass ich mal tot in meinen Körper eingesperrt bin, in einen Sarg, und doch bekomme ich es noch mit und will raus …

Wenn kein akuter Anlass vorliegt, lohnt es sich, mit dem Kind einmal zu erkunden, was in der Erde so alles an Leben existiert. Sammeln Sie Waldbodenproben und mikroskopieren Sie. Suchen Sie im Herbst Blätter und ordnen Sie sie mit dem Kind nach unterschiedlichen Verfallstufen. Erklären Sie, wie aus den Blättern wieder Erde wird.

Und schließlich: Pflanzen Sie Samen und beobachten Sie mit dem Kind das Wachstum. Es kann nur guttun, wenn das Kind Prozesse von Wachsen und Welken, Zerfall und Verwesung kennt und als etwas »Natürliches« erlebt und empfindet.

Auch der Mensch, so sehr er sich auch davon entfernt hat, ist Teil der Natur. Sich dessen von Zeit zu Zeit zu erinnern, kann Augen öffnen und »klug machen« im Hinblick auf fremden und den eigenen Tod.

Die Bibel als ein Buch, dem nichts Menschliches fremd ist, findet auch für den Tod klare, nüchterne Worte: »Denn du bist Erde und sollst zu Erde werden« (Genesis 3,19). In der Sprache der Kirche heißt das (am offenen Grab): »Erde zu Erde, Asche zu Asche, Staub zu Staub.« Machen wir uns und den Kindern nichts vor: Der Körper, der in die Erde kommt, wird zerfallen. Und hör mal, Timmi: Das ist gar nicht ekelig. Das ist ganz normal.

Dass das für den verstorbenen Menschen und seine Hinterbliebenen nicht alles ist und dass auch nicht alles aus ist, davon handeln spätere Kapitel dieses Buches.

Wird es im Himmel nicht zu voll?

»Oma ist jetzt im Himmel.« Hätte Regina das nur niemals gesagt. Wie dankbar ihr kleiner Patrick dieses Bild angenommen hat. Er schaut nun immer nach oben, wenn er von Oma spricht oder an sie denkt oder gar für sie betet.

Und natürlich: Mit dieser einen Ansage gibt er sich nicht lange zufrieden. Es entstehen so viele Folgefragen aus dieser einen Antwort. »Kann sie mich hören?«, »Kann sie uns sehen?«, sind noch die harmlosesten. Das hat Regina guten Gewissens bejaht. Sie hat es mit einer Glaubensaussage verbunden: »Das kann ich mir gut vorstellen.«

Aber das ist nur der Anfang gewesen. Seitdem hat das Leben der Oma im Himmel buchstäblich Formen angenommen. Oma hat nun einen festen Tagesablauf, sie hat ein Bett, ein Haus, einen Garten, einen Swimmingpool. Sie geht Einkaufen, sie backt Kuchen, sie legt 5000-teilige Puzzles (denn ein bisschen langweilig muss es da oben ja schließlich doch sein).

Inzwischen hat der Junge ein neues Fragefeld erschlossen: Wer kommt denn noch alles in den Himmel? Und wer etwa nicht? … Meine Bekannte neigt dazu, lieber niemanden auszuschließen. Also leben im Himmel inzwischen auch der eine oder andere Bandit aus Romanen und den Nachrichten. Und Tiere, neuerdings auch Tiere. Wenn sie alle in der Arche waren, dann dürfen sie jetzt auch in den Himmel!

Und dann, abends im Bett, die Frage des Tages: »Wird es im Himmel nicht zu voll?« Das ist der Augenblick, an dem sie mich um Hilfe fragt. Also, nachdem sie dem Kind versichert hat, der Himmel sei unendlich groß, viel größer, als wir es uns vorstellen könnten. Und niemals, niemals sei der voll! »Morgen wird er mich fragen, wie sich seine Oma da oben zurechtfinden soll, wenn alles so riesig ist und so – na ja, wenn auch nicht voll, doch belebt …?«

Es hilft ihr nicht – aber Ihnen, wenn wir jetzt darüber nachdenken, ob es sinnvoll ist, solchen Fantasien Tor und Tür zu öffnen.

Zunächst einmal: Es ist gut, dem trauernden Kind einen Halt anzubieten, einen guten, produktiven Gedanken, mit dem es sich beschäftigen kann. Der ihm eine Brücke baut zu dem Menschen, den er vermisst.

Andererseits: Eine Brücke sollte tragfähig und belastbar sein; sonst verfehlt sie ihren Zweck und ist nicht mehr als ein Luftschloss.

Ich plädiere dafür, Kindern schon so früh wie möglich das Gleichnishafte vieler unserer Ausdrucksformen und Vorstellungen nahezubringen. »Oma ist im Himmel«, erzähle ich nur, wenn ich vorher schon mit dem Kind über das Bild »Himmel« philosophiert habe.

Wir meinen zweierlei, wenn wir »Himmel« sagen. Einerseits meinen wir den leeren Raum über uns, an dem die Flugzeuge fliegen. An dem wir Wolken ziehen sehen und nachts die Sterne zählen. (Obwohl: Die Sterne sind ihrerseits auch zweideutig.)

Andererseits aber meinen wir mit »Himmel« auch das Gegenteil der Menschenwelt, die göttliche Sphäre, das Transzendente schlechthin. Dieser Himmel ist nicht über uns (nicht nur), der kann überall sein und nirgends. Nicht auf der Erde, jedenfalls nicht sichtbar, nicht messbar, nicht naturwissenschaftlich erforschbar.

»Der Himmel geht / über allen auf / auf alle über / über allen auf.« Das Lied von Wilhelm Willms (Text) und Peter Janssen (Melodie) umschreibt, was schwer zu beschreiben ist. Dieser Himmel, der Himmel Gottes – nicht der der Astrologen –, der Himmel der Engel, nicht der Vögel, der käme infrage als Aufenthaltsort für Patricks Oma.

Und da, freilich, ist, wie Patricks Mutter gesagt hat, unendlich viel Platz. Nicht nur das: Da gibt es überhaupt keine Vorstellung von Platz oder Raum oder Zeit. Da gibt es auch keine Wege, keine Häuser, keine Betten, keinen Garten. Da ist alles anders. Anders, aber gut.

Wäre das vielleicht eine Vorstellung, die einem fantasievollen Kind weiterhelfen kann? Anders? Anders, aber gut. Letzteres muss man unbedingt dazusagen, denn »anders« ist bei Kindern häufig eher negativ besetzt. Wenn Leif sagt: »Die Pizza schmeckt heute anders« – dann weiß ich, er wird sie nicht essen …
Was empfehle ich nun Patricks Mutter? »Lass ihn rätseln«, sage ich. »Er ist schon fast so weit, dass er seinen Bildern selbst nicht mehr glaubt. Er wird die Lust verlieren. Und dann wird er dich um Hilfe fragen. Fang es vorsichtig an. Vielleicht mit den Sternen und ihren zwei Naturen: Gestein sind sie, längst erloschen. Wir aber, wir sehen in ihnen ein Stück von Gottes guter Welt für uns …«

Singen Sie doch mal wieder das schöne alte Volkslied von Wilhelm Hey; ich finde es ungemein tröstlich, mich in der Weite der Welt geborgen zu wissen.

Weißt du, wie viel Sterne stehen
an dem blauen Himmelszelt?
Weißt du, wie viel Wolken gehen
weithin über alle Welt?
Gott, der Herr, hat sie gezählet,
dass ihm auch nicht eines fehlet,
an der ganzen großen Zahl,
an der ganzen großen Zahl.

Weißt du, wie viel Mücklein spielen
in der hellen Sonnenglut?
Wie viel Fischlein auch sich kühlen
in der hellen Wasserflut?
Gott, der Herr, rief sie mit Namen,
dass sie all' ins Leben kamen.

Dass sie nun so fröhlich sind.
Dass sie nun so fröhlich sind.

Weißt du, wie viel Kinder schlafen,
heute Nacht im Bettelein?
Weißt du, wie viel Träume kommen
zu den müden Kinderlein?
Gott, der Herr, hat sie gezählet,
dass ihm auch nicht eines fehlet,
kennt auch dich und hat dich lieb,
kennt auch dich und hat dich lieb.

Weißt du, wie viel Kinder frühe
stehn aus ihrem Bettlein auf,
dass sie ohne Sorg und Mühe
fröhlich sind im Tageslauf?
Gott im Himmel hat an allen
seine Lust, sein Wohlgefallen.
Kennt auch dich und hat dich lieb.
Kennt auch dich und hat dich lieb.

Und wenn das Himmelstor klemmt?

Ich nehme mal an, Sie sehen das ähnlich wie meine Freundin Regina: Dass jemand unter den uns lieben Verstorbenen nicht in den Himmel kommt, das schließen wir lieber aus. Zu allererst gegenüber Kindern.

Glücklicherweise ist Schuld-und-Strafe-Pädagogik unter Zuhilfenahme von Himmel und Hölle nicht mehr sehr verbreitet. Dennoch kommen Kinder auch heute mit Höllendarstellungen, mit Teufel und Fegefeuer in Berührung.

Kürzlich besichtigten wir eine Anzahl kleiner Kirchen, deren Innenräume überschwänglich bunt ausgemalt waren. Eine Bibel für die Gemeinde, die nicht lesen konnte, war hier geschaffen worden. Evangeliumsszenen waren zu erkennen, Darstellungen der Zehn Gebote: »Du sollst« und »Du sollst nicht«.
Eines der wichtigsten Motive aber, sehr zur Faszination unserer Kinder: das Jüngste Gericht mit der Scheidung der Verstorbenen. Die einen werden von Engeln in den Himmel gehoben, ins Paradies, die anderen von Teufeln in die Hölle gezerrt.
Sie können sich vorstellen, was interessanter war – sowohl für die Maler damals als auch für unsere Kinder heute. Viel detailreicher und prächtiger waren die Höllenszenen ausgefallen als das »langweilige« Paradies.
Aber nur der Jüngste nahm die fantasievollen Ausmalungen ernst genug, um vor dem Einschlafen dann doch besorgt zu fragen: »Wenn du nun einmal an der Himmelstür stehst – und das Tor klemmt?« – »Ach, Timmi, dann wird der liebe Gott kommen und mir helfen.«
Lassen Sie sich nicht auf Spekulationen über die Hölle ein; *die* Zeiten sind gottlob vorbei. Die Bibel selbst ist zurückhaltend genug. Die stehende Redewendung beim Evangelisten Matthäus – »Da wird sein Heulen und Zähneklappern« – beschwört mit Bedacht kein jenseitiges Bild, sondern eher die Kälte und Einsamkeit der Lieblosigkeit. Die bereitet man sich selbst, und zwar hier und jetzt.

Wenn die Kinder allzu erschrocken sind von einer überkommenen Höllenvorstellung, der sie ausgesetzt waren, dann erfinden Sie doch zusammen mit ihnen ein neues Ende für die Geschichte vom reichen Mann und armen Lazarus (Lukas 16); legitim ist das allemal, denn die Bibel ist voll von Geschichten, in denen Gott selbst sich erweichen ließ.

Jesus erzählte einmal ein Märchen von einem ganz, ganz bösen und einem ganz, ganz armen Mann. Der arme Mann war so arm, dass er nichts zu essen hatte. Und der böse Mann war so böse, dass er auf den hungernden Armen gar nicht achtete. Er half ihm nicht. Und der arme Mann verhungerte. Vater Abraham lebte damals schon lange im Himmel bei Gott. Er hatte es gut und warm dort.

Der arme Mann, der verhungert war, kam auch in den Himmel. Und Vater Abraham nahm ihn in die Arme und tröstete ihn. Dann starb auch der böse Mann. Aber er kam nicht in den Himmel. Er musste da bleiben, wo es kalt und einsam war. Er heulte vor Angst und seine Zähne klapperten. Doch da sah er in der Ferne Abraham. Und den armen Mann, der längst nicht mehr arm war.

»He!«, rief er dem Armen zu. »Wir kennen uns doch! Mach schon: Hol mich hier raus!« Aber der Arme achtete nicht auf den Bösen. So hatte er es ja von dem Bösen gelernt. »Hör mal!«, rief der Böse. »Ich weiß, ich war böse. Und das tut mir leid. Aber nun bin ich arm. Du aber, dir geht es so gut … Was verlangst du dafür, dass du mir hilfst?«

(In der Bibel steht keine Lösung – aber ich bin sicher, dass Ihre Kinder hier erfinderisch sind: Vielleicht genügt eine Entschuldigung des bösen Mannes, um den Armen zu erweichen. Und dann müsste der Arme vielleicht eine Hand der Versöhnung ausstrecken … Das kann man nicht vorgeben, das muss von Herzen kommen. Und wenn nicht jetzt, dann vielleicht später.)

Poetische Deutungen

»Wie kann ich dem Tod Sinn abgewinnen?« Das ist die schwierige Frage an die Eltern und Paten, wenn es dann wirklich passiert ist: ein Todesfall in der näheren Umgebung des Kindes, sei es Haustier, sei es Verwandter, sei es Kind in KiTa oder Schule.
Welchen Trost – außer Nähe, außer Anteilnahme und gemeinsamem Trauern – kenne ich? Kann ich Deutungen anbieten, die, weil sie mir eine Ahnung von Sinn bieten, auch dem Kind helfen könnten?
Besonders quälend ist es, zusätzlich zum Verlust- und Abschiedsschmerz auch noch das Gefühl aushalten zu müssen, dass da etwas Sinnloses geschehen ist, etwas Unnötiges, gar Ungerechtes. Tod muss »wenigstens« nicht umsonst sein, möglichst irgendjemandem dienen.
Wir erleben es täglich – im Film, im Roman: Wenn Helden sterben, dann meistens im Dienst einer guten Sache, oft, um anderes Leben zu retten, im äußersten Fall als Opfer.
Da fängt der Held mit seiner eigenen Brust die Kugel auf, die für einen anderen bestimmt war, oder es kämpft eine kleine Vorhut auf aussichtslosem Posten, um den Feind aufzuhalten, bis sich die eigene Abwehr formiert hat. »Es gibt Dinge, für die es sich lohnt zu sterben«, sagt Harry Potter, und meint damit den Einsatz für eine gute, freie Welt, meint damit dann auch seinen eigenen Opfertod zur Bekämpfung seines Gegenspielers, des Bösen schlechthin.
Natürlich eignen sich solche Beispiele nicht für kleine Kinder; sie sollen uns nur zeigen, dass es nicht nur Konzepte gibt, dem Tod Sinn abzuringen, sondern auch ein breites und produktives Interesse daran. Im Grund kann kein Epos, kein Roman, kein Film leben, ohne solchen tragischen und letztlich sinnvollen Tod.

Don't tell me it's not worth tryin' for / You can't tell me it's not worth dyin' for / You know it's true / Everything I do – I do it for you / Look into your heart – you will find / There's nothin' there to hide / Take me as I am – take my life / I would give it all – I would sacrifice … (Songtext von Bryan Adams; ungefähr so zu übersetzen: *Sag mir nicht: Es lohnt sich nicht, sag mir nicht, es lohnt nicht, alles zu versuchen, es lohnt sich nicht, dafür zu sterben … Du weißt, es ist wahr: Alles, was ich tue – ich tu's nur für dich. Frag dein Herz; dann weißt du es: Es gibt nichts zu verbergen. Nimm mich, wie ich bin, nimm mein Leben. Ich würde alles geben … ich würde alles opfern … mich …)*

Hier noch eine Variante sinnvollen Sterbens, die besonders an die Herzen Jugendlicher und Erwachsener geht: Der größte Liebesbeweis ist es, für den Geliebten zu sterben oder wenigstens dazu bereit zu sein. Wobei doch gerade in der Liebe das Leben so unendlich wertvoll ist!

Die Raupe wird zum Schmetterling

Wer sind die eigentlich, diese Raupen im Frühjahr, Sommer, Herbst? Wir sehen sie auf Blättern sitzen, im Obst. Und fressen, fressen, fressen. Eric Carle hat daraus ein wundervolles Bilder- und Erlebnisbuch gemacht: Die kleine Raupe Nimmersatt (Gerstenberg Verlag 2009), ein Klassiker.

Kinder beobachten die kleine Raupe beim Fressen und beim Wachsen. Was sie alles frisst! Wie schnell sie dicker und dicker wird! Ist das das Leben? Fressen und wachsen? Sie sieht nicht wirklich glücklich aus, eher so, als ob sie schlicht ihr Tagwerk tut. Dann geschieht etwas Sonderbares: Sie beginnt sich einzuspinnen. Ist es das, wofür sie gelebt hat? Ganz für sich? Um ganz für sich dann zu … schlafen? Sterben? Und das war's? Starr und leblos

ist der Kokon, den sie sich macht. Wir haben sie nicht lieb genug gewonnen, um allzu traurig zu sein. Und doch sind wir befremdet. Was geschieht hier? Warum führt das Leben und Fressen und Wachsen der Raupe in diese enge, starre Hülle? War das alles?
Dann schlagen Sie das letzte Blatt auf. »... und war ein wunderschöner Schmetterling ...« Und wir lernen: Dafür also hat sie gefressen und gefressen und gefressen. Ist gewachsen und gewachsen und gewachsen. Und hat sich verpuppt.
Der Schmetterling ist eine poetische Antwort auf die Frage nach dem Sinn des Sterbens: Er wandelt sich, er wird schöner, ein Hingucker – zur Freude vieler.
Die Frage, warum das so geschieht und wie sich die Raupe bzw. der Schmetterling dabei fühlt, wie viel Ende in diesem »Tod« steckt und wie viel Anfang und ob es eine Identität von Vorher und Nachher gibt, stellt sich nicht. Und gerade deshalb eignet sich das Bild der Raupe, die zum Schmetterling wird, recht gut zur Deutung des Todes.
Sinnenfällig ist der Tod nur ein Übergang aus einem Leben in ein anderes. Wobei das neue Leben freier, bunter, gelöster erscheint: Flügel haben, nicht mehr getrieben sein, sondern fliegen, nicht mehr fixiert auf Fressen und Wachsen, sondern gaukelnd von Blüte zu Blüte ...
Das alles muss nicht gesagt werden. Aber es ist ein starkes Bild. Daher auch: Wenn Sie es verwenden, tun Sie es sparsam. Psychologisieren Sie die Raupe nicht, lassen Sie die Kinder nicht mit durch den Tod gehen, sondern betrachten Sie in Ruhe die Bilder (ohne Eric Carle kann ich mir diesen Zugang ehrlich nicht vorstellen). Und verweilen Sie dann bei diesem »wunderschönen Schmetterling«. Hier können Sie das Kind nun auf Fantasiereise schicken: Was kann der Schmetterling alles erleben, Gutes bewirken gar?

Der kleine Prinz kehrt zurück

Eine kompliziertere Deutung des Sterbens als die Verwandlung der Raupe in einen Schmetterling bietet das poetische Märchen von Antoine de Saint-Exupéry: »Der kleine Prinz« (Karl Rauch Verlag 2000). Ich bin mir auch nie sicher, ob es sich tatsächlich um ein Kinderbuch handelt.

Und doch – mit viel Geduld und Gefühl für die Bilder (nicht nur die gemalten, sondern vor allem die erzählten): Es kann ein wertvolles Angebot sein, das in diesem bewussten Abschiednehmen des kleinen Prinzen steckt. Er geht fort, um heimzukehren. Er verlässt die Erde, um wieder dort zu sein, wo sein Herz ist. »Es wird aussehen, als wäre ich tot, und das wird nicht wahr sein ...« – das mag der Schlüsselsatz der Abschiedsszene sein.

Vom kleinen Prinzen kann man lernen, dass das Gernhaben wehtut, dass es immer einen Abschied in sich trägt und dass es sich nur lohnt zu leben, wenn es auch das Gernhaben gibt, das Abschiednehmen und den Schmerz.

Als der kleine Prinz fortging von seinem kleinen Planeten mit den zwei tätigen und dem einen erloschenen Vulkan, als er fortging von seiner eitlen, empfindlichen Rose, da erst gestand ihm die Blume, dass sie ihn liebte.

Er aber dachte, dass er sie auch liebte – und zwar deshalb, weil sie einzigartig ist. Auf der Erde entdeckte der kleine Prinz tausend Rosen wie seine Rose und er weinte, weil er glaubte, seine Liebe verloren zu haben. Bis der Fuchs kam und ihm das mit dem Zähmen erklärte: dass ein Gegenüber erst einzigartig wird durch geduldiges Kennenlernen und Vertrautmachen. Und dass das die Liebe einzigartig macht, unverwechselbar unter Millionen.

Der Fuchs lehrte den Prinzen auch, dass es dann, wenn man liebt, wehtut, sich zu trennen und Abschied zu nehmen – und wie wertvoll dieser Schmerz ist, gerade weil er einem zeigt, wie wertvoll einem der andere ist, auf den man sich eingelassen hat.

Und dann, da der kleine Prinz begreift, dass er die Rose, die er verlassen hat, liebt, und da er weiß, dass sie ihn liebt, und da er nun weiß, dass lieben auch heißt verantwortlich zu sein – da muss er zurück auf seinen Planeten, zu seiner Rose, die für ihn die Einzige ist. Und er weiß doch, es wird wehtun und es wird Angst machen, aber das nimmt er in Kauf.

Er nimmt auch in Kauf, dass er seinem Freund auf der Erde wehtut, dem Piloten, den er in der Wüste getroffen hat, einen Erwachsenen, der im Herzen ein Kind geblieben ist. Und er tröstet diesen Freund.

»Man tröstet sich immer«, sagt er und er rechnet mit Jahren für den Prozess des Sich-Tröstens. Er weiß ein Mittel des Trostes, und das ist die Erinnerung. Auch das hat ihn der Fuchs gelehrt. Die Erinnerung verknüpft die Welt mit dem geliebten Partner – Weizen mit goldenem Haar, Sterne mit Brunnen, Sterne mit Lachen – und die Welt ist eine andere, reichere. Auch wenn es wehtut.

Und dann die Art, wie der kleine Prinz stirbt. Auch das tut weh, sehr weh – und zugleich gut: ein Schlangenbiss, einkalkuliert, ein Erbleichen und Hingleiten. Der Körper sei zu schwer, sagt der kleine Prinz, der bleibe zurück.

Aber der Körper war nicht so schwer, sagt der Pilot am Morgen danach. Auch der Körper ist fort am Morgen und so weiß der Pilot, dass der kleine Prinz sein Ziel erreicht hat: seinen Planeten, fern und klein, seine Vulkane, seine Rose. Seither macht der Pilot sich Sorgen. Denn wer liebt, macht sich Sorgen. Und er sehnt sich und ist traurig. Denn viel Trauer und viel Schmerz sind in der Liebe. Aber gerade deshalb, so verstehe ich diese Geschichte, ist der Pilot auch glücklich, glücklich wie ein Kind.

Ja, ist das nun ein Kinderbuch? Eher ein Buch für Erwachsene, die Sehnsucht nach dem Kindsein haben. Und doch, behutsam, ganz behutsam kann der kleine Fuchs, kann der kleine Prinz auch Kinder lehren, den Schmerz nicht zu bekämpfen, sondern hinzunehmen. Weil er reich macht.

Lesen Sie doch mal wieder den »kleinen Prinzen«; und wenn Sie ihn dann mit Ihrem Kind/Ihren Kindern lesen wollen, dann bitte keine angeblich kindgerechte Kurzfassung (gibt's alles!), sondern ganz langsam und geduldig das Original.

Die Behutsamkeit und Innigkeit der Beziehungen, die im »Kleinen Prinzen« geknüpft werden, kommen mir übrigens vor wie das Echo eines viel, viel älteren Textes, der durch seine einseitige Inbeschlagnahme für Hochzeiten eigentlich unterschätzt wird: Das Hohelied der Liebe, mit dem der Apostel Paulus seine Leser zu einem christlichen Miteinander inspirieren will:

Die Liebe ist langmütig und freundlich,
die Liebe eifert nicht,
die Liebe treibt nicht Mutwillen,
sie bläht sich nicht auf,
sie verhält sich nicht ungehörig,
sie sucht nicht das Ihre,
sie lässt sich nicht erbittern,
sie rechnet das Böse nicht zu,
sie freut sich nicht über die Ungerechtigkeit,
sie freut sich aber an der Wahrheit;
sie erträgt alles, sie glaubt alles, sie hofft alles,
sie duldet alles.
Die Liebe hört niemals auf …

1 Korinther 13,4–8

Philosophische Deutungen

»Eines von beidem ist doch wohl der Tod: entweder ein tiefer traumloser Schlaf oder aber ein Umzug an einen anderen Ort. Im ersten Fall: Was ist wohl angenehmer und erholsamer als zu schlafen, ohne dass Sorgen, Wünsche, Ängste und Erinnerungen einen plagen? Im zweiten Fall: Es heißt ja, man ziehe nach dem Tod dorthin, wo alle anderen Entschlafenen sich auch befänden. Was wäre wohl besser als solch ein Wiedersehen …?«
Mit solchen Worten (sinngemäß) erklärt Sokrates seinen Richtern, dass sie ihm mit ihrem Todesurteil nichts Furcherregendes antun, sondern genaugenommen eine Wohltat erweisen. Das alles wird so dargestellt durch den Sokrates-Schüler Platon (427 bis 347 v. Chr.) in seiner »Apologie«.
Prominenter als die hier genannte Alternative, die mich eine Zeitlang sehr getröstet und beruhigt hat, sind andere Konstruktionen geworden, die Platon später und mit mehr Abstand zum Geschick des Sokrates formuliert und wie alle seine Lehren dem verehrten Lehrer in den Mund gelegt hat: die Lehre von der Unsterblichkeit der Seele.

Von der Unsterblichkeit der Seele

Flügel hat sie, zart ist sie, empfindlich, gefühlig, doch unsterblich. So ungefähr ist das Bild, das sich von der Seele des Menschen durch Zeiten und Kulturen zieht.
Schon Homers Helden in den Epen »Ilias« und »Odyssee« trugen Schmerz und Leid in der Seele, hatten große Seelen, in die viel an Lebenserfahrungen hineinpasste – und gaben ihre Seelen ab, wenn sie ohnmächtig wurden oder gar starben. Die Schatten dessen, was sie einmal gewesen waren, lebten in der Unterwelt wei-

ter – erkennbar, personhaft, voller Erinnerungen und Emotionen. *Seelen.*

Platons Seelen sind kompliziert: Einst zugehörig zur reinen Welt der Götter – des Guten, der Erkenntnis und der Wahrheit –, verloren sie ihr Gefieder und sanken herab in die beschwerliche Welt der Körper. Dort wohnen sie nun, für die Dauer eines Menschenlebens, »gefangen« im menschlichen Leib.

Je nachdem, wie sich der Mensch »nach oben« müht, zum Guten, zum Wahren hin, kann die Seele ihn inspirieren und ihm Erkenntnis und Einklang verschaffen. Doch eigentlich hat sie mit dem Körper nichts gemein. Sie sehnt sich, ihn zu verlassen und zurückzukehren dorthin, wo sie leicht war und nahe den Göttern. So ungefähr entfaltet sich Platons Seelenlehre, zum Beispiel im Dialog »Phaidon«, mit dem Sokrates seine Freunde im Angesicht seines Todes tröstet, oder auch in dem späteren Dialog »Phaidros«, der von der Liebe, vom Schönen und von der Seele handelt.

Und wenn die Seele wieder »frei« ist? Anscheinend – Platon erzählt das im Mythos, in rätselhaften Bildern – wird sie dann gerichtet: Hat sie sich in ihrem Menschenleben bewährt und dafür gesorgt, dass die Vernunft regierte? Oder hat sie es zugelassen, dass Begierden und blindes Streben die Oberhand behielten? Das ist eine Frage von Himmel und Hölle. Dazu die Perspektive: Mit einem Menschenleben ist es nicht getan. Die Seelen *werden* wieder und wieder menschlichen Körpern anheimfallen und wieder und wieder ihre Befreiung ersehnen.

Der Ausflug in die antike Philosophie zeigt zweierlei: erstens woher sie kommt, diese bis heute einflussreiche Vorstellung einer unsterblichen Seele, die anders ist als der Körper und ihn abstreifen kann wie der Schmetterling den Kokon seiner Verpuppung. Zweitens aber auch, was sie bringt, diese Vorstellung: Erklärung und Trost.

Eine Erklärung dafür, dass wir Menschen so zwiegespalten sind, dass wir oft wollen, was wir nicht sollen, und zugleich wissen, dass

wir sollen, was wir nicht wollen. Sie bemerken die Verwirrung? Wir wissen auch: Der Körper ist vergänglich, auch unser Körper, auch wir, auch ich.
Und da ist es ein Trost, sich vorzustellen: Etwas bleibt. Nicht nur etwas. Eigentlich das Eigentliche. Nach Platons Lehre sind sowohl Vernunft als auch Wille als auch Gefühle Bestandteile der Seele. Wenn es also um unsere Erfahrungen geht, unsere Vorlieben, um unsere Verdienste und Stärken, um unsere Liebe und Hoffnung und unseren Glauben – dies alles wäre ja in der Seele aufbewahrt. Und damit: unvergänglich. Der Trost der Philosophie.

Meine Mutter fand auf ihrer Suche nach Trost nicht nur fremde Worte, die sie sich lieh. Sie entwickelte auch ihre eigene »Seelenlehre«. »Wenn ich tot bin«, sagte sie, »dann weint nicht. Seht hinauf zur Spitze jenes Turms …« Es war ein Wahrzeichen der Stadt, zugleich Reklame, ein sich drehendes Firmenemblem. »Da oben wird meine Seele sitzen und zu euch herabschauen.« Ich rieb mir verwundert die Augen, als ich das zum ersten Mal hörte. »Immer«, unterstrich sie, »immer werde ich da sitzen und immer werdet ihr mich dort finden.« Was soll ich sagen? Irgendwie ist es wahr. Wann immer ich an jenem Turm vorbeifahre.

Vom Kreis des Lebens

»Das ist der Kreislauf des Lebens«, lernt der junge Löwe Simba im Walt-Disney-Film »König der Löwen«: »Fressen und gefressen werden, geboren werden und sterben, Dürre und Regen, Wachsen und Welken, auf und ab …«
Das Neugeborene wird rituell präsentiert. Und der Tod ist eine Versetzung: Vom Himmel her verfolgt Simbas Vater fortan den schmerzhaften Prozess des Erwachsenwerdens seines Sohnes. Das

Kind nimmt den Platz des Vaters ein und nach ihm sein Kind und dessen Kind und so fort. Der Kreislauf des Lebens.

Kreislauf des Lebens

Aus der Filmmusik von »König der Löwen« (Musik: Elton John, Text: Tim Rice; Übersetzung: Martina Steinkühler)

Von dem Tag an, da wir auf diesem Planeten erscheinen
und blinzelnd in die Sonne treten:
Es gibt mehr zu sehen, als man je sehen kann,
mehr zu tun, als man je tun kann.
Manche sagen: fressen oder gefressen werden.
Manche sagen: leben und leben lassen.
Für mich ist es eines, das Sinn macht:
Nimm niemals mehr, als du geben kannst.

Im Kreis des Lebens:
Es ist das Rad des Schicksals,
es ist der Sprung des Vertrauens,
es ist das Band der Hoffnung, das hält,
bis wir unseren Platz finden
auf dem Pfad, der sich vor uns windet,
im Kreis, im Kreis des Lebens.

Einige von uns kommen ins Straucheln auf dem Weg,
andere sausen hinauf zu den Sternen.
Einige segeln durch ein Meer von Sorgen,
andere leben mit Narben.
Es gibt viel zu viel, das uns begegnen kann,
es gibt mehr zu finden,
als jemals gefunden werden kann.
Aber die Sonne, die hoch über uns
am saphirblauen Himmel rollt, bleibt unverändert,
groß und klein im endlosen Rund.

Wir hören (lesen) hier eine Hymne an das Leben, das fortbesteht, auch wenn das Einzelne wird und vergeht, eine Hymne an das Leben, ob grausam, ob schön, das Bestand hat und seine Ordnung und in dem es eigentlich keine Rolle spielt, wie das Schicksal des Einzelnen verläuft und sich darstellt.

Wir entdecken hier eine Naturphilosophie, die von alters her neben Kulten und Religionen Platz gefunden hat und auch ohne Kult und Religion auskommt: die Ordnung des Lebens als das oberste Prinzip, in dem alle Einzelschicksale aufgehoben sind. Fragen nach dem Warum und Wozu stellen sich für den Einzelnen nicht. Er lehnt sich zurück in dem Bewusstsein, ein Teil zu sein und gut aufgehoben ...

Na ja, nicht ganz. Geschickt eingebaut (konstitutiv für das Filmgeschehen, dessen philosophischen Überbau der Song vom »Circle of Life« bildet) ist ein Stück Lebenslehre: *Seinen Platz zu finden* – darauf kommt es an. Und ihn gut ausfüllen. Da hat der Einzelne seine Aufgabe. Simba, der Filmheld, erkennt das auf seiner Flucht ins »Hakuna matata« (»Kein Problem«); auf Dauer muss er sich seiner Aufgabe stellen und sein Erbe als Löwenkönig annehmen.

Beachtenswert: An einer einzigen Stelle erhebt der Lieddichter ausdrücklich selbst seine Stimme: »I decree …« (»Für mich …«). Und das ist, als er die Regel des Lebenskreislaufs nennt: *Niemals mehr zu entnehmen, als man einbringen kann.* Für christlich geübte Ohren geht es hier um Ethik, um so etwas wie die Goldene Regel. Für die Ordnung des Kreises ist es zuerst eine Frage der Balance: Der Kreis soll ein geschlossener bleiben. Wenn ein Glied fehlte, wäre der Kreis zerstört.

Der Ausflug in die Naturphilosophie zeigt zweierlei: erstens, woher er kommt, dieser einflussreiche Gedanke, dass alles seine Ordnung hat, eine kreisförmige Ordnung, in der individuelle Enden und Anfänge kaum ins Gewicht fallen. In Mythologien, in asiatischen Religionen und Staatsideologien sehen Sie diesen Gedanken produktiv am Werk. Zweitens aber auch, was er bringt, dieser Gedanke: Er wehrt dem Gefühl der Vergeblichkeit, hilft, sich auf die Lebensaufgabe zu konzentrieren: seinen Platz zu finden, Teil zu sein in einem funktionierenden Ganzen.

Kann das ein Trost sein, wenn wir über die Vergänglichkeit, über einen individuellen Verlust und Schmerz verzweifelt sind? Dass es ja eigentlich »nicht so wichtig ist«, ist sicherlich zunächst kein Trost (im Zusammenhang mit den Abschieds- und Trostworten haben wir uns das überlegt). Aber vielleicht ist auf Dauer diesem Grundgefühl, es sei schon alles in Ordnung, doch viel Geborgenheit abzugewinnen. Und vielleicht erlöst es sogar von den bisweilen quälenden unlösbaren Fragen nach dem Sinn und nach dem Grund.

Wenn nur dieses »Fressen und gefressen werden« nicht wäre, das in der Natur sicherlich Sinn macht. Aber im Menschenleben? Und wenn nur dieses Willkürliche nicht wäre, dieses Seelenlose und Anonyme: *Circle of Life, Wheel of Fortune …* – der Trost der Philosophie eben, unpersönlich, nüchtern und vernünftig.

Christliche Deutungen

»Wir haben das Buch des Lebens für … geschlossen. Wo aber für uns das Leben endet, da ist für Gott noch gar nichts zu Ende. Wo hier ein Lebenslicht verlischt, da brennt es weiter bei Gott. Die Verstorbene ist jetzt dort angekommen, wohin sie ein Leben lang gegangen ist, und sie sieht nun, was sie geglaubt und gehofft hat, von Angesicht zu Angesicht.« – So oder so ähnlich sagt es unser Pfarrer am Sarg eines verstorbenen Menschen oder wenn er am Sonntag nach der Beerdigung noch einmal sein Licht entzündet an der Taufkerze.

Was für eine Zusage, was für einen Trost bieten die christlichen Kirchen denen, die um einen Verstorbenen trauern? Welchen Entwurf haben sie für den Tod und für »nach dem Tod« und woher nehmen sie die Zuversicht?

Wie bei den Philosophen geht es auch hier um Unsterblichkeit und um eine gute Ordnung. Und dennoch anders: Hier nun ist alles sehr persönlich und jeder Einzelne zählt. Der Herr über Leben und Tod ist jenseits der Vernunft und jenseits der Natur zu suchen und zu finden.

Der Schöpfer und Bewahrer

Vielleicht überlegen Sie, bevor Sie weiterlesen, wie die Rede von Gott, so wie wir sie in der Bibel finden, einst entstanden sein mag. Ich fasse es in meine persönliche »kleine Religionsgeschichte«.

Seit jeher ahnen Menschen, dass sie nicht allein sind auf der Welt. Sie erschaffen sich nicht selbst, sie »sterben sich« nicht selbst. Sie spüren: Da sind höhere Mächte am Werk.
Und einst nannten sie diese Mächte Götter. Sie ehrten sie und erzählten von ihnen Geschichten, um zu hören, wie sie waren: feindselig oder gleichgültig? Nah oder fern? Ordnung schaffend oder chaotisch? Waren sie im Kult zu erreichen, im Gebet vielleicht zu erweichen?
Ein kleines Volk mitten zwischen großen erzählte von einem einzigen Gott. Der liebte die Menschen, liebte sie wie seine eigenen Kinder. Als hätte er sie selbst zur Welt gebracht. Und sie erzählten, er habe sie geschaffen mit seinem Wort. Seither habe er zu ihnen gesprochen.
Diese Geschichten erzählte auch Jesus. Diese Geschichten erzählen wir bis heute. Und ahnen, tief in unseren Herzen: Dieser liebende Gott, der ist echt.

Und wenn Sie nun auch noch wissen wollen, wie Sie sich diesen liebenden Gott vorstellen dürfen – mit Mund und Augen, einem Körper wie ein Mensch? Redend und handelnd, fühlend und denkend wie ein Mensch? Und als wüssten wir irgendwie ganz genau, was er einst getan hat – nur, was er heute tut, das wissen wir nicht mehr?
»Nichts«, würden die meisten Zeitgenossen wohl sagen. Und überlegen lächelnd hinzufügen: »Weil es ihn nämlich nicht gibt.«
Dazu können Sie, wenn Sie an Gott glauben (möchten), zweierlei sagen: zum einen, dass er natürlich *nicht* so aussieht und so handelt und so denkt wie ein Mensch. Sondern dass die Erzähler der biblischen Geschichten vergeblich nach Worten gesucht haben, anders von ihm zu reden. Aber sie waren Menschen und so konnten sie auch nur menschlich reden. Mythisch nennen wir das.
Zum anderen, dass natürlich *nicht* die alten Geschichten *Berichte über Fakten* sind, über ein beobachtbares Geschehen mit Gott als beobachtbarem Hauptakteur. Sondern dass da Menschen Dinge

erlebt und Erfahrungen gemacht haben, die sie sich nur so erklären: *Das war Gott.* Und so ist Gott in die Geschichten gekommen: als Erfahrung, als Deutung und als Botschaft.

Wenn Sie sich also fragen oder gefragt werden, ob Sie an Gott glauben, dann überlegen Sie *nicht*, ob Sie glauben können, dass Gott ein alter Mann mit Bart ist, der einst mit starker Hand ins Menschengeschehen eingriff (und heute scheinbar nicht mehr). Sondern überlegen Sie, ob Sie die Erfahrung teilen, dass hinter allem, was im Leben geschieht, ein guter, zugewandter Wille steht und lebt, der das Leben liebt und nicht den Tod. Das wäre das Angebot, das biblische Geschichten in ihrer Mehrzahl machen. Auch und gerade für die, die trauern und unter den Schatten des Todes leiden.

Israel (das »kleine Volk mitten zwischen großen«) kannte seinen Gott, den Gott Abrahams und Jakobs, Moses und König Davids, schon seit vielen Generationen, als es anfing, davon zu reden, dass dieser Gott auch der Gott der anderen Völker sei, ja, der ganzen Welt, die er – folgerichtig – auch beherrsche und bewahre und geschaffen habe. Damals begann man, Schöpfungsgeschichten mit Gott in der Hauptrolle zu erzählen.

Die Sieben-Tage-Schöpfung

Eine davon erzählt von der großartigen Ordnung, die Gott schuf (Genesis 1). Wie er jedem Ding und jedem Lebewesen seinen Platz zuwies und ihm gab, was es zum Leben brauchte. Dabei hat er (mythisch gesprochen) fast an alles gedacht – auch an den Ruhetag! Lediglich über die Spanne der Lebensdauer hat er sich damals keine Gedanken gemacht. – Worauf es den Erzählern ankam bei dieser Geschichte, die eigentlich ein Lied ist, ein Loblied auf den Schöpfer: auf die Trennungen und Benennungen, auf die Alleinherrschaft Gottes, auf seine Sorgfalt, seinen Segen und auf sein Urteil: »Und er sah, dass es gut war.«

Die Paradiesgeschichte

Eine zweite (ältere) Schöpfungsgeschichte (Genesis 2) erzählt von der Doppelnatur des Menschen. Gott formte ihn aus Erde vom Acker und hauchte ihm seinen Atem ein. »Da ward der Mensch ein lebendiges Wesen.« Atem von Gottes Atem – Leben schaffend. Platons Idee von der Seele, die bei den Göttern war, bevor sie in den menschlichen Körper kam, ist gar nicht so weit weg.
Und doch entsteht unter Gottes Händen (mythisch gesprochen!) hier etwas anderes: Auch der Körper hat Gottes schöpferisches, bildnerisches Handeln erfahren, auch der Körper ist wertvoll und wichtig. Erst Leib und Atem zusammen sind wirklich »Mensch«. Wir werden diesen Gedanken im Auge behalten.

Mehr als Ordnung und Leben

»Ordnung ist das halbe Leben«, sagt man – und die andere Hälfte? Im Falle des biblischen Gottes: Zuwendung. Die biblischen Schöpfungsgeschichten und ihre Fortsetzungen in der Urgeschichte, den Erzelterngeschichten und Geschichten des Volkes Israel bezeugen: Gottes Schöpfung war keine Laune, kein Spiel, in dem man etwas baut und gleich wieder verwirft. Gottes Schöpfung war ein Akt der Hingabe: »Das, was ich hier baue, das will ich erhalten. Das habe ich mir gebaut und bin hinfort dafür verantwortlich.« Mythisch gesprochen, hat Gott so gesprochen.

Die Noah-Geschichte

Sie meinen, die Noah-Geschichte bezeuge das Gegenteil? Sie haben recht; so wird sie häufig erzählt. Das liegt aber vor allem daran, dass die Noah-Geschichte eine Vorlage hatte in Sintflutgeschichten der Assyrer und Babylonier. Die erfuhren ihre Welt tatsächlich als Spielball der Götter und haben von Weltentstehung und -bedrohung entsprechend erzählt. Die Erzähler der Bibel aber haben diese mythische Geschichte übernommen und ihre eigenen Gotteserfahrungen hineinerzählt: Dass Gott unter der Lieblosigkeit der Menschen auf der Erde *litt*. »Es reute ihn«, steht in der

Bibel. Und dass er sich dann wohl einen Moment wünschte, er habe sie nie geschaffen.
Dass Gott die Flut »schickte«, ist mythische Rede, abgeschaut von den Babyloniern, *kein Bericht!* Eine Flut kam, keiner weiß, warum. Aber die Menschen haben sich wohl gefragt: Haben wir das verdient?
Eine besondere Gotteserfahrung ist dann aufgehoben in der Idee der Arche. In der babylonischen Vorlage rettet sich darin ein Liebling eines der Götter. In der Bearbeitung der Bibel rettet Gott darin eine Familie sowie von allen Tieren ein Paar.
Am Ende leidet Gott wieder – doch nun nicht mehr an der Lieblosigkeit der Menschen. Die nimmt er hin als Kehrseite der Liebe der Menschen, derer sie ebenso fähig sind. Nein, am Ende leidet Gott unter dem Schaden, den das Leben genommen hat. Und er schwört bei sich selbst, dies sei hinfort sein Amt: zu bewahren. Und möglichst zu retten.

Hinwendung, Verantwortung, Liebe

Ordnung ist das halbe Leben – die andere Hälfte Bewahrung und Rettung. Über allem aber liegt der Mantel göttlicher Liebe: »Ich weiß, ihr seid schwierig, widerborstig, stolz, unvernünftig, manchmal wohl hartherzig und grausam. Aber, ver … noch mal: ich lieb euch!« (Sehr, sehr mythisch gesprochen!)
Das gilt nach der Erfahrung der biblischen Erzähler für alle Lebewesen, insbesondere aber für das »Ebenbild« Gottes (Genesis 1), den Menschen. Gott lernt (mythisch gesprochen) vom Menschen, wie er ist – und nimmt ihn an. In Genesis 3: Adam und Eva, in Genesis 4 sogar Kain, der seinen Bruder ermordet hat.
Freilich gehört – nach der Weisheit der Erzähler – in diesen Zusammenhang auch das, was uns hier vor allem beschäftigt: Als Gott erkennt, wie frei und eigenwillig der Mensch wirklich ist, da fällt ihm ein, was er vergessen hat (mythisch gesprochen): die Spanne des Lebensalters festzusetzen. Und so kommt der Tod ins

Leben – Grenze der großen Freiheit. Das alles wiederum mythisch gesprochen. Mir kommt es weise vor. Und ungemein plausibel.

Erzählen Sie in der Familie die Geschichte von Noah als Bewahrungsgeschichte (Vorlage auf meiner Homepage: www.martina-steinkuehler.de) oder die Adam-und-Eva-Geschichte als Geschichte des Erwachsenwerdens der Ur-Menschen.

Ur-Mann und Ur-Frau lebten im Paradies: Ihnen fehlte es an nichts, um nichts mussten sie sich kümmern. Im Paradies wuchs ewiges Leben. Gott war mit Ur-Mann und mit Ur-Frau, den Menschen, die er geschaffen hatte. Er sorgte für sie. Er freute sich an ihnen, er verlangte und erwartete nichts. Außer einer Kleinigkeit. Von einem einzigen Baum im Garten hat er gesagt: »Von seinen Früchten sollt ihr nicht essen. Wenn ihr davon esst, müsst ihr sterben.« Was machte das schon – ein Baum von so vielen?

Es ging so lange gut, bis einmal die Ur-Schlange sich an Ur-Frau heranmachte. »Ah«, sagte sie, »Gott hat euch wohl verboten, von den Früchten der Bäume im Garten zu essen?« Und Ur-Frau, weil sie gerecht sein wollte und weil sie arglos war, ließ sich auf die Diskussion mit Ur-Schlange ein. »Nein«, sagte sie. »So ist es nicht. Nur ein Baum ist es, ein einziger, von dem wir nicht essen. Wenn wir ihn auch nur berühren, müssen wir sterben.« Das mit dem »Berühren« war übertrieben, aber Ur-Frau fand, es hörte sich gut an.

Ur-Schlange schnaubte. »Ihr werdet keinesfalls sterben«, sagte sie, »sondern Gott weiß: An dem Tag, an dem ihr von dem Baum esst, werdet ihr sein wie Gott, wissend um Gut und Böse.« Ur-Frau konnte sich nicht viel dabei denken. Aber etwas Seltsames geschah: Sie konnte ihn nicht mehr vergessen, diesen Baum in der Mitte des Gartens. Sie ertappte sich dabei, wie sie die Früchte betrachtete. Dann bewunderte sie ihre Farbe und ihren Glanz und dann dachte sie: »Sie sind gewiss zuckersüß.« Sie streckte die Hand aus, um eine zu pflücken. »Warum nicht?«, dachte sie. »Warum nicht?« »Und schließlich«, fiel ihr noch ein, »vielleicht wäre es ganz nett, so zu sein wie Gott.«

Und sie aß und sie hielt Ur-Mann die Frucht hin und ließ auch ihn hineinbeißen. Gespannt beobachtete sie ihn: Wird er etwas merken? Wird etwas Besonderes geschehen? Was wird sich ändern, wenn sie sein werden wie Gott, wissend um Gut und Böse? – Nichts geschah, nichts Besonderes. »Er hat nichts an«, fiel ihr auf. »Er ist nackt. Und ich auch. Wie peinlich.«

Am Abend kam Gott in den Garten. Er wollte spazieren gehen. Ur-Mann und Ur-Frau versteckten sich. »Wenn er es merkt«, dachten sie. »Wie peinlich!« Gott merkte natürlich alles. »Mensch«, rief er, »Adam, wo bist du?« (Als Gott ihn rief, hatte Ur-Mann einen Namen.) Zögernd kam Ur-Mann aus der Deckung. Es lief ihm kalt den Rücken hinunter und er wusste: Das war nicht nur, weil er nackt war. Er fürchtete sich.

»Warum schämst du dich?«, fragte Gott. »Und warum fürchtest du dich? Du musst wohl vom Baum der Erkenntnis gegessen haben!« Adam hob die Schultern. »Keine Ahnung«, sagte er. »Ich habe nur gegessen, was Ur-Frau mir gegeben hat, Eva, weißt du: die Frau, die du mir gegeben hast.« (Als Adam sie beschuldigte, hatte Ur-Frau einen Namen.)

»So«, sagte Gott. »Und du glaubst, das macht es besser?« Er wandte sich an Eva. »Du hast eine Frucht gepflückt, die du nicht pflücken solltest.« Eva hob die Schultern. »Keine Ahnung«, sagte sie. »Ich habe nur getan, was die Schlange mir empfohlen hat. Die Schlange, weißt du: dein Geschöpf.«

»So«, sagte Gott. »Und du glaubst, das macht es besser?« Er hätte den Menschen erklären können, wie übel sie sich selbst betrogen hatten. Nun waren sie verantwortlich. Nun kannten sie Scham und Angst und würden auch den Schmerz und den Tod kennenlernen.

»Geht«, sagte Gott, »geht hinaus in die Welt. Ihr seid nun nicht mehr wie die neugeborenen Kinder. Ihr seid erwachsen geworden. Ihr werdet arbeiten müssen und Eltern werden. Ihr werdet alt wer-

den und sterben.« Und Gott stellte einen Engel und ein flammendes Schwert vor den Eingang zum Paradies, um den Menschen zu zeigen: Es gibt kein Zurück. Er machte ihnen aber Kleider aus Fell, damit sie einen Schutz hatten.

Der Hirte und der Vater

Gott, der Schöpfer und Bewahrer, von dem die ersten Geschichten der Bibel erzählen, war zuerst der Lebensbegleiter und Bewahrer einzelner Menschen. Dieses »Zuerst« ist sehr wichtig. Vom Einzelnen und Besonderen zum Ganzen geht der Weg biblisch-christlichen Glaubens. Die ersten Erfahrungen waren die einzelner Nomadengruppen, denen es vor allem auf zweierlei ankam: auf ihre Familien und auf ihre Herden.

Ihre Erfahrungen mit dem Höchsten erzählten sie in den Bildern ihres Lebens: Wenn sie gute Hirten waren und wussten, worauf es ankam, damit die Herde gedieh und beieinander blieb und keines verloren ging – dann war Gott noch mehr; dann war Gott der ideale Hirte.

Und wenn ein Kind gezeugt wird, in einem innigen persönlichen Miteinander der Eltern, und von Geburt an liebevoll umsorgt, damit es gesund und glücklich aufwächst – dann ist Gott jedem Kind und jedem Menschen noch mehr; dann ist Gott der ideale Vater und die ideale Mutter.

Es sind dies die Erfahrungen und Deutungen, die in den Geschichten erzählt, vor allem aber in Gebeten und Liedern in Anspruch genommen werden. Mit allem kommen die Beter der Bibel zu Gott: mit Dank und Bitte, Klage und Anklage, fragend und drängend und zweifelnd. Es muss ihnen gut getan und geholfen haben. Es hat sich bewährt.

Probieren Sie doch einmal, ob auch Ihnen diese Sprache Trost und Geborgenheit geben kann – oder Ihrem Kind? (Psalm 23 und Psalm 139 finden Sie im Mittelteil Ihrer Bibel. Ich zitiere hier Übertragungen in die Kinderwelt und -sprache.

PSALM 23

Stell dir vor, ich wäre ein kleines wuscheliges Schaf.
Die Welt ist schön, die Sonne scheint.
Ich fresse grünes Gras, süß und saftig schmeckt es.
Ganz in der Nähe plätschert ein Bach.
Wann immer ich durstig bin, kann ich trinken.
Ich sehe meinen Hirten.
Er, fällt mir ein, er hat mich hierhergeführt.
Damit es mir gut geht.

Stell dir vor, es käme ein Wolf.
Oder von oben ein Geier.
Wölfe und Geier fressen kleine Schafe.
Auch mich? Mich nicht!
Denn mein Hirte springt schon auf.
Er hebt seinen Stab. Er macht die Schleuder bereit.
Er wird für mich kämpfen.
Ich kann ruhig sein. Er, mein Hirte,
fällt mir ein: Er liebt mich.

Stell dir vor, nachts im Schlaf.
Da werden die Schatten ganz groß.
Ich erinnere mich an das dunkle Tal.
Wir mussten es gestern durchqueren.
Es hat mir Angst gemacht, so sehr Angst,
dass es schmerzte. Ich schüttele mich,
ich werde wach. Ich merke, wie ich zittere.
Da sehe ich meinen Hirten. Er wacht.

Ich erinnere mich: Auch im dunklen Tal
ist er bei mir gewesen. Ich glaube, was auch geschieht:
Mein guter Hirte wird da sein.

Wie müde er aussieht. Ich weiß:
Für mich und aus lauter Liebe macht er sich Mühe.

PSALM 139

Manchmal fühle ich mich so elend, Gott.
In ein dunkles Loch möchte ich schlüpfen
und mich verkriechen.
Niemand soll mich mehr sehen.
Dann kommt die Einsamkeit, die große, kalte.
Das Elend wird schlimmer mit jedem Herzschlag.
Dann aber, mitten in der Nacht: Licht!
Und Nähe, mitten in der Einsamkeit.
Ich staune. Du bist da.
Da, wo keiner mehr ist.
Wo ich keinen mehr wollte.
Und es ist gut, Gott, so gut!
Ich danke dir, Gott: Das hast du wunderbar gemacht.
Mich hast du wunderbar gemacht.
Du bist für mich wie Vater und Mutter.
Ja, vorher! Schon vorher, vor Vater und Mutter,
bist du, Gott, an meiner Seite gewesen!
Du kennst mich durch und durch.
Und trotzdem, trotzdem liebst du mich.
Vor dir muss ich mich nicht schämen.
Gott, ich danke dir. Und bitte: Auch wenn ich fliehe,
fliehe vor dir: Geh mir nach, Gott.
Sieh in mein Herz. Mag sein, du findest da
Liebenswertes, von dem ich gar nichts weiß.

Da, wo es ums Verbergen und Verkriechen geht, hat der Psalm im Original einen Spitzensatz: »Führe ich gen Himmel, so bist du da; bettete ich mich bei den Toten, siehe, so bist du auch da« (Psalm 139,8).

Es gibt andere Stellen im Alten Testament. Stellen voller Angst vor dem Tod, beherrscht von der Vorstellung, dass die Toten von Gott und der Welt, ja, auch von Gott verlassen seien. Der Beter des 139. Psalm hat eine andere Erfahrung gemacht und hegt eine andere Hoffnung: Auf beiden Seiten des Todes ist Gott. Der Schöpfer und der Bewahrer, mein Hirte und mein Vater. Wenn das kein Trost ist, der trägt!

Der Knecht und der Sohn

Um sich dem Trost zu nähern, den das Neue Testament in engem Bezug zum Alten Testament bietet, Jesus Christus im Bezug zu Gott, sollten Sie mit Ostern anfangen, zum Beispiel mit der Geschichte vom leeren Grab .

Die Frauen hatten Salböl dabei. Sie waren noch nicht fertig mit ihrem geliebten Jesus. Auch wenn er gestorben war, elend, am Kreuz, und nun in einem Felsengrab lag mit einem schweren Verschlussstein davor. »Das kann nicht alles gewesen sein«, sagten sie sich. »Wir müssen doch noch etwas tun können«, sagte Salome. »Wir müssen ihm nah sein können«, sagte Maria Magdalena. »Aber wie bekommen wir den schweren Stein vom Grab?« Salome war praktisch veranlagt. Auch in der Trauer. Maria Magdalena hob die Schultern. »Das wird schon …« Für Nebensächlichkeiten hatte sie keinen Kopf. Ihr ging es nur um Jesus.

In einem hatte Maria Magdalena recht: Das mit dem Stein erledigte sich von selbst. Es war sogar schon erledigt. Als die Frauen das Grab erreichten, das Grab dessen, der niemals hätte sterben dürfen, der einfach nicht so einfach tot sein durfte – er war doch der Heiler, der Retter, der Gesandte und Vertraute des Höchsten –, da war das Grab offen. Der Stein, weggerollt, lehnte seitlich neben dem Eingang. »Siehst du!«, sagte Maria. »Das war der Gärtner«, sagte Salome, die Praktische. In der Grabhöhle war es dunkel. Oder licht. Leer. Oder es saß da eine Gestalt wie ein Mann, in einem lichtweißen Gewand. In der Grabhöhle war es totenstill. Oder es sprach da eine Stimme: »Fürchtet euch nicht. Ihr sucht Jesus. Er ist nicht da. Er lebt. Gott hat ihn auferweckt. Er kann einfach nicht tot sein.« Die Frauen glaubten das. Oder sie glaubten es nicht. Jedenfalls ließen sie das Salböl Salböl sein und rannten. Angst hatte sie ergriffen. Die Freude kam später …

Der Originaltext (Markus 16,1–8) erzählt bestimmter als ich von Jesu leerem Grab am Ostermorgen. Aber offen bleibt dieses Ende – offen zur Himmelfahrt und zu Pfingsten hin, den beiden Festen, an denen wir die Jesusgeschichte in die Gegenwart und die Zukunft hinein öffnen. Die Sache Jesu geht weiter …

Osterglaube

Dieser Jesus, von dem die Evangelien erzählen, ist also auferstanden vom Tod, auferweckt worden, hat den Tod überwunden. Hoffnung? Trost für Trauernde? »Das muss ich ja nicht glauben«, sagt der weltlich orientierte Mann meiner katholischen Kollegin. »Und ich kann's auch nicht.«

»Natürlich *musst* du nicht glauben, dass ein Leichnam aus dem Grab gestiegen ist und weitergelebt hat, als sei er nie gestorben«, sage ich. »Glauben« und »müssen« gehen sowieso nicht zusammen!

Wenn wir genau hinschauen, stellen wir fest: Die Evangelien erzählen das auch nicht *so einfach*. Sie sind darauf bedacht, dem Ge-

heimnis der Auferstehung sein Geheimnis zu lassen. Der Auferstandene kommt und geht nach Belieben, er ist zwar leiblich da, aber doch seltsam unbegreifbar. Unverfügbar, wie auch Gott unverfügbar ist.
Weder, wie er aus dem Grab steigt, noch, wie er später in den Himmel »fährt«, wird genau beschrieben. Engel künden davon; sie deuten das leere Grab (Ostern), die plötzliche Abwesenheit des Auferstandenen (Himmelfahrt). Und da erst stellt sich die Frage: Können wir das glauben?

Pfingstglaube

Können wir glauben, dass die Geschichte der Hoffnung, der Liebe, die Geschichte der Gottesnähe, die mit Jesus durch Judäa und Galiläa gewandert ist, mit der Kreuzigung und Grablegung vorbei war? Oder können wir glauben, dass es da erst richtig losging: über Judäa und Galiläa hinaus?
Die einstigen Schüler Jesu wurden zu Lehrern, Jesu Taten und Werke wurden weitererzählt und aufgeschrieben. Petrus und Paulus gründeten Gemeinden. Paulus schrieb Briefe über die Auferstehung und ihre Bedeutung. Über den Trost der Auferstehung. Und die Evangelien wurden geschrieben, erst ein, zwei Generationen nach Jesus. Da war er Christus, der Auferstandene, und der Schein der Auferstehung fiel zurück auf sein Leben.

Sterben, um aufzuerstehen?

Der Auferstehungsglaube steht und fällt aber nicht nur mit seiner Wirkung, sondern auch mit seiner Begründung. Paulus und andere Briefschreiber (der der Johannesbriefe, des Hebräerbriefs) sowie besonders die Evangelisten – und seither unzählige Generationen von Theologen, Gläubigen, auch Kindern (!) – haben sich darum bemüht, das Geheimnis Jesu zu begreifen: Warum musste er sterben? Warum hat er es auf sich genommen? Was hat Gott, was haben wir Menschen davon?

Die Autoren des Neuen Testaments taten das Naheliegende: Sie suchten in ihren Heiligen Schriften nach Antworten, in unserem Alten Testament. Sie fanden Prophezeiungen: Ein Abgesandter des Höchsten werde kommen, einer, der Gerechtigkeit und Frieden bringt:

»Und du, Bethlehem Efrata, die du klein bist unter den Städten in Juda, aus dir soll mir der kommen, der in Israel Herr sei, dessen Ausgang von Anfang und von Ewigkeit her gewesen ist.«
Micha 5,1

»Das Volk, das im Finstern wandelt, sieht ein großes Licht; und über denen, die da wohnen im finstern Land, scheint es hell.«
Jesaja 9,1

»Du, Tochter Zion, freue dich sehr, und du, Tochter Jerusalem, jauchze! Siehe, dein König kommt zu dir, ein Gerechter und ein Helfer, arm und reitet auf einem Esel, auf dem Füllen einer Eselin.«
Sacharja 9,9

Sterben aus Liebe

Dieser letzte Spruch ist ein erster Schritt zur Beantwortung der Frage, warum Jesus sterben musste: »Arm« war er, ein Eselreiter. Kein prächtiger Krieger hoch zu Schlachtross. Jesus war keine Heldenfigur und keiner, der über Leichen ging. Er war wie Gott: *Er liebte das Leben, nicht den Tod.*

Lesen Sie doch einmal die sogenannte Versuchungsgeschichte, z. B. bei Lukas im 4. Kapitel, Verse 1–13 – oder meine Nacherzählung auf www.martina-steinkuehler.de; dann bekommen Sie einen Eindruck von jener machtlosen Macht, die Jesus im Namen Gottes für sich wählte.

Jesus tauchte tief ins Leben ein, so tief, wie man nur eintaucht, wenn man sich einlässt auf den Schmutz und die Armut, die Krankheit und die Angst, die Schwäche, das Versagen, Demütigungen. Jesus war Flüchtling, Vertriebener, Wanderer, Obdachloser, Bettler. Nichts, was Menschen quält, blieb ihm fremd oder erspart.

Jesus predigte und heilte. Für andere war er da. Für Gott. Er *diente* – gemäß dem, was weitere Prophezeiungen des Alten Testaments verheißen: »Siehe, das ist mein Knecht ...« (Jesaja 42,1); »er war der Allerverachtetste und Unwerteste, voller Schmerzen und Krankheit ...« (Jesaja 53,3).

Sterben fürs Leben

An sich selbst hat er, so wie uns erzählt wird, nie gedacht – nie bis zu jenem Abend in Getsemane (Lukas 22,39–46), als er im Garten betete, in Angst vor dem, was ihm bevorstand: Gefangennahme und Verhör, Folter und ein grauenhafter Tod. Ja, da hat er an sich gedacht und er hat seine Todesangst vor Gott gebracht. Im Gespräch mit Gott hat er erkannt, dass er den richtigen Weg gegangen ist, den Weg der Liebe und Hingabe, und dass er ihn zu Ende gehen muss, zu Ende bis ans Kreuz.

Ein einsamer Entschluss – oder auch: Gottes Wille? Alles sträubt sich dagegen, anzunehmen, dass der Gott Abrahams, der Isaaks Opfertod verhinderte (mythisch gesprochen), den Tod Jesu *gewollt* haben könnte. Das wäre wiederum mythisch gesprochen. Und – Mythos hin oder her – für unsere Ohren ist das unerträglich.

Wir müssen uns davon lösen, hier allzu real zu denken: *Vater opfert Sohn*. Nein, sondern die paradoxe Logik der hingebungsvollen Liebe, die nicht *das Ihre sucht*, die nichts zurückbehält und alles gibt, die nicht rechtet und nicht auftrumpft (1 Korinther 13) – diese Logik, in der Gott und Jesus einander so eng verwandt sind, führt ans Kreuz.

Sterben zu einer Erlösung für viele

Wir haben es schon in unseren Überlegungen zu »poetischen Deutungen« des Todes gesehen: Das Opfermotiv ist ein starkes. Helden sterben für andere – stellvertretend für sie oder im Kampf für eine gute Sache. Dann hat ihr Tod einen Sinn und wird eher erträglich.

Wir haben es schon bei unserem Überlegungen zu »philosophischen Deutungen« des Todes gesehen: Das Wandlungsmotiv ist stark. Sterben, um die Gestalt zu wechseln, sterben, um den Ort zu wechseln – auch solcher Tod hat in den Augen Zurückbleibender Sinn und wird eher erträglich.

In besonderer Weise nun lässt sich Jesu Tod und Auferstehung mit diesen Motiven – Opfer und Wandlung – behaften und deuten.

»Sterben für andere« im Sinn eines vollkommen eigenen und sperrigen Weges, Frieden und Gerechtigkeit auf die Welt zu bringen. Auf einem Esel eben, nicht mit Ross und Wagen.

»Sterben, um sich zu wandeln« in einem sehr offenen, sehr selbstlosen Sinn: Die Wandlung, die hier geschieht – von Jesus zum Christus – ist keine Selbstverwirklichung in dem Sinn: Die Raupe zeigt, dass ein Schmetterling in ihr steckt. Es ist vielmehr die Erlösung der Welt, die in Jesus Christus Gott erkennt: den guten Hirten und Vater, den, der es mit den Schwachen und Kleinen und Verlorenen hält; der krumme Wege gerade macht; der das Leben liebt und nicht den Tod.

In diesem Sinn hat vor allem der Evangelist Matthäus die alttestamentliche Prophezeiung vom »Knecht« Gottes herangezogen, um Jesu Geschick zu deuten (z. B. Matthäus 12,15–21). Und zugleich hat er sie überboten: Von diesem »Knecht Gottes« nämlich lässt Matthäus Gott selbst zweimal ausdrücklich sagen: »Dies ist mein lieber Sohn« (in der Taufe: Matthäus 3,13–17; bei der Verklärung: Matthäus 17,1–9).

Lesen Sie die »Beschreibung« des Gottesknechts, z. B. in folgender elementarer Übertragung von Jesaja 42 und 53. Ist das eine Gestalt, die Hoffnung wecken kann, an die man sich halten kann, auch in Todesangst und Verzweiflung?

So kann man sich täuschen. Wir sahen diesen Knecht. Einen schwachen, kranken Mann, der sich duckte. Jede Arbeit, die wir ihm auftrugen, tat er. Er wusch uns die Füße. Er erduldete Spott und Schläge und Tritte. Er schlief im Staub und aß das Futter der Schweine.

Wir merkten es nicht: Er tat es aus Liebe. Er tat es, um uns zu zeigen, wie Gott ist: wehrlos gegen Hartherzigkeit und Gewalt. Und dennoch unantastbar. Seine Liebe bleibt und bleibt ganz. Nicht einmal der Tod kann sie überwinden. Sollten wir dieser Liebe nicht trauen?

Stärker als der Tod ist die Liebe

Das Leben, das die Schriften des Neuen Testaments verheißen, das ewige Leben in einer besseren Welt, das lässt sich nicht erklären und beschreiben, das lässt sich nur schwer verkündigen und predigen. Lesen Sie einmal in die Auferstehungspredigt des Paulus hinein. Dann merken Sie, was ich meine (im 1. Korintherbrief das 15. Kapitel).

Geschichten fürs Leben

Leichter ist es und anschaulicher, Geschichten zu erzählen, zum Beispiel die Geschichten davon, wie Jesus zum Leben erweckte: den Jüngling in Nain (Lukas 7,11–17), die Tochter des Jairus (Matthäus 9,18–26), seinen Freund Lazarus (Johannes 11,1–45). Dabei ist freilich zu beachten: Auch hier wird mythisch erzählt, was eigentlich nicht erzählt werden kann. Hier wird Jesu Leben spendende Macht in eine Geschichte gekleidet; von der Erfahrung der Menschen wird zurückerzählt: ein Wunder! Das war ein Wunder. Sie müssen es nicht »glauben« im Sinn von: buchstäblich für wahr halten. Aber versuchen Sie, die Hoffnungsbotschaft zu hören und wirken zu lassen, die darin bewahrt ist.

Worte fürs Leben

Einzelne Bibelworte, die in den Gedankenzusammenhang gehören, den ich im Kapitel »Christliche Deutungen« ansatzweise entfaltet habe, laden dazu ein, sie zu bedenken und zu meditieren; sie sind echte Trostworte, nicht nur Trauer-, sondern auch Lebensbegleiter. Probieren Sie sie aus – bedienen Sie sich! Dazu noch ein Hinweis: Mich persönlich begleiten sie im Wortlaut der Lutherbibel, weshalb ich sie hier auch so zitiere. Selbstverständlich können Sie hier aber auch die Übersetzung wählen, die Sie zur Hand haben oder die Ihnen persönlich am nächsten ist.
»Denn ich bin gewiss, dass weder Tod noch Leben, weder Engel noch Mächte noch Gewalten, weder Gegenwärtiges noch Zukünftiges, weder Hohes noch Tiefes noch eine andere Kreatur uns scheiden kann von der Liebe Gottes, die in Christus Jesus ist, unserem Herrn.«
Römer 8,38f.

»Denn unser keiner lebt sich selber und keiner stirbt sich selber. Leben wir, so leben wir dem Herrn, sterben wir, so sterben wir dem Herr. Darum, ob wir gleich leben oder sterben: Wir sind des Herrn. Denn dazu ist Christus gestorben und wieder lebendig geworden, dass er über Tote und Lebende Herr sei.«
Römer 14,7–9

»Jesus Christus hat dem Tod die Macht genommen und das Leben und ein unvergängliches Wesen ans Licht gebracht durch das Evangelium.«
2 Timotheus 1,10

»Gott ist die Liebe; und wer in der Liebe bleibt, der bleibt in Gott und Gott in ihm … Unser Glaube ist der Sieg, der die Welt überwunden hat.«
1 Johannes 4,16; 5.4

»Jesus Christus spricht: Ich bin die Auferstehung und das Leben. Wer an mich glaubt, der wird leben, auch wenn er stirbt; und wer da lebt und glaubt an mich, der wird nimmermehr sterben.«
Johannes 11,25f.

»Siehe da, die Hütte Gottes bei den Menschen! Und er wird bei ihnen wohnen, und sie werden sein Volk sein und er selbst, Gott mit ihnen, wird ihr Gott sein; und Gott wird abwischen alle Tränen von ihren Augen, und der Tod wird nicht mehr sein, noch Leid noch Geschrei noch Schmerz wird mehr sein; denn das Erste ist vergangen. Und der auf dem Thron saß, sprach: Siehe, ich mache alles neu!«
Offenbarung 21,3–5

Erzählen Sie doch einmal mythisch (!) den »Jüngling von Nain« in der Familie.

Eine Witwe lebt in Nain, nicht weit von Nazaret. Als einst ihr Mann im Sterben lag, sprach er zu ihr: »Du musst nicht weinen. Verlasse dich auf unseren Sohn. Er wird dir Burg und Festung sein, ein Bollwerk gegen Angst und Not.« Und so ist es jahrelang gewesen. Der Junge war ihr ganzes Glück. Dann aber legt er sich zu Bett und wacht am Morgen nicht mehr auf. Die Mutter ruft ihn laut und nimmt ihn in die Arme. »Tot«, sagen Freunde. »Fasse dich! Du holst ihn nicht mehr wieder.« – »Das kann nicht sein, das darf nicht sein«, jammert die alte Witwe. »Er ist mein Bollwerk, meine Burg, er lässt mich nicht allein.«

»Andere Mauern halten ihn gefangen«, sagen Freunde, »des schwarzen Todes und der Schatten. Von dort kommt niemand je zurück. Das Tor ist zu, das Leben aus. Nicht einmal Gott weilt bei den Toten.« – Sie bahren den Jungen auf, in einem weißen Trauerkleid. Und ziehen dann im Leichenzug mit Klagen aus der Stadt. Die Mutter geht nah bei der Bahre, berührt nur zitternd seinen Arm. Da steht auf einmal einer neben ihr und legt auf ihre seine Hand. »Du musst nicht weinen«, sagt der Fremde, genau wie einst ihr Mann. »Denn Liebe ist stärker als Tod.« – »Du meinst, dass Gott auch zu den Toten geht?«, fragt sie mit neuer Hoffnung. »Ich meine, dass er Tote zurück ins Leben holt.«

Die Trauernden, die diese Worte hören, erschaudern und sie schütteln sich entsetzt. Aber die Witwe sieht Jesus an. Und da erkennt sie den göttlichen Glanz. Wie er redet, so wird er auch handeln. »Wer bist du, Herr?«, fragt sie. »Auch ich bin einer Mutter Sohn«, sagt Jesus. »Ich kenne deine Liebe und ahne deinen Schmerz. Warte, ich will ihn heilen und alle diese Leute auch ...«

Der Trauerzug ist stehen geblieben. Es scheint, er ist vor Schrecken starr. »Traut ihr denn Gott so wenig zu?«, fragt Jesus in die Menge. Da senken die meisten den Kopf. »Wir haben's nicht anders gelernt … Eine unüberwindliche Mauer ist zwischen Leben und Tod.« »Hört und seht«, ruft Jesus, »was mein Vater kann!« Noch immer hält er die Hand der Mutter über dem Arm des Toten gefasst. »Komm, Junge«, sagt er der weißen Gestalt. »Steh auf, deine Mutter wartet!« Als es geschieht, sind alle stumm. Dann jubeln sie und loben Gott. Die Frau hält ihren Sohn im Arm und Jesus geht langsam weiter. Er hört noch, wie sie sagen: »Da hat er das Tor der Hölle mittendurch gebrochen.«

Gestaltungen

Wenn wir die Sonntagszeitung durchblättern und auf die Todesanzeigen stoßen oder wenn wir über einen Friedhof gehen und ein waches Auge auf die Grabsteine haben, so stoßen wir auf eine Vielzahl von Symbolen.

Blätter zum Beispiel symbolisieren einen sachten Tod: Wie sich im Herbst das Laub von den Bäumen löst und langsam zu Boden taumelt, in leuchtenden Farben, friedlich und schön, so habe der Verstorbene sein irdisches Leben beendet. Leiser Schmerz, Wehmut des Herbstes, die weiß, dass der nächste Frühling sicher kommen wird.

Weizen erinnert an den Sinn des Sterbens. »Wenn das Weizenkorn nicht in die Erde fällt und erstirbt, bleibt es allein. Wenn es aber erstirbt, bringt es viel Frucht« – so lesen wir es im Johannesevangelium (Johannes 12,24).

Palmwedel symbolisieren Unvergänglichkeit, denn wie Tannen sind auch Palmen immer grün. »Es wird gesät verweslich und wird auferstehen unverweslich«, sagt Paulus in seiner großen Vision der Auferstehung (1 Korinther 15,42).

Weinreben, Weinlaub, Weintrauben erinnern an Jesu Zusage: »Ich bin der Weinstock, ihr seid die Reben« (Johannes 15,5). Das heißt: Ob lebendig oder tot: Wir werden bei Jesus bleiben und mit ihm weiterleben.

Palmwedel und Weinstock sind zugleich auch Zeichen des Dienstes, den Jesus Christus uns Menschen getan hat: Wir denken daran, wie er auf einem Esel in Jerusalem einzog und wie er den Kelch mit dem Wein seinen Jüngern gab mit den Worten: »Mein Blut, für euch vergossen.«

Womit wir beim *Kreuz* sind, dem stärksten und meist verwendeten Symbol auf Friedhöfen und im Zusammenhang mit dem Tod. Das Kreuz ist aber missverstanden, wenn wir es nur als Zeichen für »tot, aus, Ende« lesen. Das Kreuz, das sind Jesu zum Segen ausgebreitete Arme, das ist das Versprechen der Auferstehung: Durch den Tod ging Jesus zum Leben. Und wir ihm nach.

Die Beerdigung

»Ich wäre gern dabei gewesen, als mein Opa beerdigt wurde«, sagt Marvin. »Aber ich durfte nicht.« Der Junge hat recht, das zu bedauern. Trauerfeier und Beerdigung sind dazu gedacht, den Abschied sichtbar, fassbar und auch ertragbar zu machen. Wir tun gut daran, uns solchen Ritualen auszusetzen, sie ganz bewusst mitzubegehen. Das macht es leichter. Das ist wie ein achtsamer Schritt über die Schwelle.

»Ja, für die Großen«, höre ich den Einspruch. »Die Kleinen verstehen das noch nicht.« Mal ehrlich: Verstehen es die Großen? Ich glaube, ums »Verstehen« geht es hier gar nicht so sehr. Es geht ums Begehen. Ums Erleben. Da wird einem manches klar, was eben gerade nicht so eins zu eins zu »verstehen« ist. Und die Kinder – also, die sind sowieso lebensklüger, als wir gemeinhin glauben.

»Was kann trösten?«, wurden Kinder gefragt. »Wenn der Pfarrer gute Worte spricht«, sagte ein Mädchen. Und seine Nachbarin fügte hinzu: »Wenn der Lebenslauf des Toten noch einmal erzählt wird.« Damit haben wir schon zwei der wichtigsten Elemente der Trauerfeier.

Trauerrede

Der Verstorbene steht noch einmal im Mittelpunkt. Gemeinsam erinnert sich die Trauergemeinde – Familie, Freunde, Nachbarn, Arbeitskollegen – zurück an Lebensstationen, an Gewohnheiten und Besonderheiten, an Stärken, vielleicht auch – behutsam – an Schwächen.

De mortuis nil nisi bene – nur Gutes sei über einen Toten zu sagen, mahnt ein altes Sprichwort. Das bedeutet nicht, zu leugnen und zu lügen, das bedeutet nicht, zu übertreiben und »über den grünen Klee« zu loben. Aber es empfiehlt den liebevollen Blick, der angemessen ist, wo die Wunden der Hinterbliebenen offen liegen.

Liturgie

Gute Worte, Bibelworte gehören dazu, Worte des Trostes und des Lebens, die einen Ausblick geben auf den Weg, der aus der Trauer zurück ins Leben führt. Dazu auch rituelle Worte und Formeln, unterschiedliche in den verschiedenen Kirchen und Konfessionen.

Gerade traditionelle und geprägte Worte können der Trauergemeinde helfen, mit dem Verlust umzugehen. Jeder trauert anders, haben wir gesagt. Und jeder tröstet anders, je persönlicher und individueller desto besser. Hier jedoch, bei der Trauerfeier, werden all diese einzelnen Empfindungen, Traurigkeiten, Verwirrungen zusammengefasst und gebündelt in Worte, die allen gelten.

Botschaften, wie »Du trauerst nicht allein«, »Du bist nicht allein« oder »Es ist normal, dass du trauerst, aber auch die Trauer hat ihr Maß und ihre Zeit«, schwingen mit und geben einen Rahmen, der stützen und Halt geben kann. Ich nenne nur einige Beispiele:

Dank und Frieden

Zur Trauerfeier gehören Worte der Versöhnung: »Wir nehmen Abschied von … Wer ihn/sie geliebt und geachtet hat, trage diese Liebe und Achtung weiter. Wen er/sie geliebt hat, danke ihm/ihr alle Liebe. Wer ihr/ihm etwas schuldig geblieben ist an Liebe in Worten und Taten, bitte Gott um Verzeihung. Und wem er/sie wehgetan haben sollte, verzeihe ihm/ihr, wie Gott uns vergibt, wenn wir ihn darum bitten. So nehmen wir Abschied mit Dank und im Frieden …«

Wie oft geschieht es nach einem Todesfall, dass Hinterbliebene das Gefühl plagt, etwas versäumt, nicht gesagt, nicht getan zu haben. Hier wird es genannt und vor Gott gebracht und kann dann auch ruhen.

Lebewohl

Wenn mein Mann eine Trauerfeier leitet, legt er besonderen Wert darauf, den Abschied sowohl deutlich zu machen als auch – so paradox es auch klingen mag – lebensfroh zu gestalten. Dazu gehört das Singen. Lieder werden ausgesucht, die jeder mitsingen kann. Singen heilt. Lieder, die trösten: »So nimm denn meine Hände«, aber auch Lieder, die Mut machen: »Vertraut den neuen Wegen«. Und mit folgenden Worten beginnt bei ihm der Auszug aus dem Andachtsraum:

»Lasst uns in der Hoffnung auf eine *fröhliche* Auferstehung den Leib (die Asche) des/der Verstorbenen zur letzten Ruhe geleiten. Der Herr behüte unseren Ausgang und Eingang von nun an bis in Ewigkeit.
Wohlauf, wohlan zum letzten Gang, kurz ist der Weg, die Ruh ist lang. Gott führet ein, Gott führet aus. Kein Bleiben ist im Erdenhaus.«

Im Mittelpunkt stehen die Natürlichkeit des Todes, der zum Leben gehört und keinen besonderen Schrecken darstellt, sowie die Aussicht auf die Auferstehung.
Wenn der Sarg (die Urne) ins Grab gesenkt ist, wendet sich die Aufmerksamkeit vom Toten weg zu den Trauernden; sie werden neu ins Leben gesandt unter Gottes Segen und Zuspruch:

»Die Toten ruhen in Gottes Frieden,
wir aber gehen hin unter seinem Segen.«

»Gott, der Herr, spricht: Fürchte dich nicht;
ich habe dich bei deinem Namen gerufen, du bist mein.«

Symbolisch drückt auch der dreifache Erdwurf dies aus: Ein gemeinsamer Weg ist nun zu Ende – bis zum Wiedersehen. Der Tote bleibt dort, die Lebenden kehren ins Leben zurück. Und wenn es nicht einfach Erde sein soll als letzter Gruß, so hinterlässt der eine oder andere auch eine Rose, einen Brief, ein besonderes Zeichen, das sagt: Ein Stück meines Herzens geht mit dir.

In diesem Zusammenhang ist das anschließende Beisammensein der Trauergemeinde bei Kaffee und Kuchen ein wichtiger Baustein. Es ist ein erster Schritt zurück ins Leben, auch wenn die Trauer noch lange anhalten und der Tote nie ganz vergessen sein wird. Als ich jünger war, fand ich das verlogen: »Der Tote ist noch nicht ganz unter der Erde und schon hört man sie wieder lachen und schwätzen.« – Diesen Vorwurf, der einst meiner war, höre ich auch heute. Jetzt weiß ich jedoch, wie ungerecht er ist. Und wie segensreich es ist, dass dieser Schritt getan wird. Es gibt ein Lachen nach dem Tod, es gibt Reden, es gibt Alltag, es gibt Freude an Schönem, es gibt neue Gemeinschaft und neue Pläne.
Man muss es nicht zwingen, aber es muss auch nicht unterdrückt werden, aus falscher Rücksicht auf den Verstorbenen oder aus Angst, nicht »genug« zu trauern.
Jedem, der sich den Ritualen des Abschieds entziehen will, empfehle ich: Lass sie geschehen. Nimm sie hin. Du wirst sehen: Sie helfen.
Und in diesem Zusammenhang auch der dringende Appell, dass die Kinder nicht ausgeschlossen werden. Auf Trauerfeiern machen sie wichtige Erfahrungen mit dem Überschreiten von Schwellen: noch einmal ganz bei dem Verstorbenen zu sein, ihm warme Worte mitzugeben und Tränen nachzuweinen. Ihn dann gehen zu lassen, unwiderruflich. Und sich neu dem Leben zuzuwenden. So geht das. Das kann ich lernen, zusammen mit Menschen, die mir nah sind.

Eine kleine Trauerfeier

»Die besten Beerdigungen der Welt« heißt ein preisgekröntes Kinderbuch (erzählt von Ulf Nilsson, illustriert von Eva Eriksson; Moritz Verlag, 2006) über drei Kinder, die »Beerdigung« spielen: Das Buch beginnt mit 28 gemalten Gräbern, allesamt mit Kreuz und Stein und Blumen. Begraben sind, das sagen die Aufschriften der Steine, verschiedene Menschen und Tiere, teils anonym (»Ameisen«, »Fliege«, »Hering«), aber auch »Opa« und »Jesus«.

Wenn man als Betrachter den ersten Schock überwunden hat – so etwas für Kinder? Und außerdem: Das ist doch wohl nicht dasselbe, ob eine Fliege oder der Großvater stirbt –, liest man verwirrt den Anfang der Geschichte: »Einmal wollten wir etwas Lustiges machen. Ester fand eine tote Hummel und freute sich …«

Das Buch, in dessen Verlauf die Kinder ein Unternehmen gründen (für einen Tag) und Tierleichen, die sie finden, ordentlich und feierlich zur letzten Ruhe geleiten, erzählt eine Menge darüber, wie Trauern »geht«, welche Elemente dazugehören und welchen Sinn es hat.

Der kleine Ich-Erzähler schreibt Gedichte für die Verstorbenen, teils lapidar, teils sehr gefühlvoll, teils weise. Die Anführerin, Ester, sorgt für das Drumherum – Sarg, Grab, Stein, Blumen, Kreuz – sowie für das Geschäftliche: Auch das Haustier eines benachbarten Kindes erhält seine Trauerfeier, dazu Grabpflege »für immer«. Zehn Kronen kostet das.

Und die Rolle des dritten Kindes? Weinen. Eine wichtige Rolle. Das Weinen ehrt den Toten, es charakterisiert den Anlass und es reinigt die Atmosphäre. Tränen können getrocknet werden. Das Leben geht weiter.

Dem kleinen Putte müssen sie zunächst beibringen, was »Sterben« überhaupt ist: *»Was macht die da?«, fragte Putte. »Liegt die da nur?« »Sie ist tot«, sagte Ester. Wir erklärten, dass alles, was lebt, sterben muss. Alle, alle, und du auch, irgendwann stirbst du und*

wirst zu nichts. Das ist blöd und traurig und alle weinen. Endlich hatte Putte es verstanden. »Ich?«, sagte er. »Sterben?«
Vielleicht am deutlichsten wird die Geschichte darin, wie Ester ihre Idee einer »Beerdigungen AG« begründet: *»Die ganze Welt ist voll von Toten«, sagte sie. »In jedem Gebüsch liegt ein Vogel, ein Schmetterling, eine Maus. Jemand muss nett sein und sich um sie kümmern. Jemand muss sich opfern und sie beerdigen.« »Wer?«, fragte ich. »Wir«, sagte sie.*
Im Text wird immer wieder festgehalten: Dies ist ein Spiel, für einen Tag, dies ist »Spaß«. Daraus lernen wir: Spiel ist ernst, Spiel ist Leben, Spiel ist alles andere als nur Spiel. Die Kinder wenden an, was sie beobachten, probieren es aus, verändern es so, wie es für sie passt – und kommen darüber ganz von selbst ins Philosophieren.

Dieses Buch mit Kindern zu betrachten, ohne viel zu kommentieren und zu fragen (!), einfach abzuwarten, wo sie einsteigen, was sie vielleicht echt finden, was komisch, was schräg, das kann sehr aufschlussreich sein. Sie finden heraus, wo Ihre Kinder gerade in Sachen Tod und Trauer stehen. Und geben ihnen einen geschützten Raum, um selbst darüber zu reden – wenn sie das denn wollen.

Und hier noch einige der Dichtungen oder Lieder, die der Ich-Erzähler den Beerdigten mit auf den Weg gibt (einige der Tiere werden von den Kindern zuvor noch getauft, damit sie auf dem Stein einen Namen haben können!):

NÜCHTERN
»Der Hering ist nicht mehr am Leben.
Im Leben geht recht viel daneben.«

KRITISCH-RESIGNIERT
»Der Tod kommt plötzlich um viertel nach vier.
Warum? Warum? Sag es mir.«

HOFFNUNGSVOLL
»Leg dich ruhig zur Ruhe nieder.
Du weißt, schon bald sehn wir uns wieder.«

BESORGT
»Viele Jahre ist man tot. Ob es wehtut?
Ist es einsam? Hat man Angst?«

Erinnerung

Die Trauerfeier, die die Kinder in dem oben genannten Buch für Nuffe ausrichten, den Hamster eines Nachbarmädchens, ist anders als die Feiern für die Feld-und-Waldtiere. Ester betont sehr das »Für immer« der Grabpflege und auch das »Für immer« der Erinnerung.
Das ist etwas sehr Wichtiges und Richtiges, was Ester da ganz selbstverständlich weiß: Wenn eine Beziehung bestanden hat zu dem Verstorbenen, dann endet die nicht. Und gerade die, die trauern, legen großen Wert darauf: Die wird bleiben.
»In unseren Herzen lebst du weiter«, kann man auf Traueranzeigen und Grabsteinen lesen. Oder auch: »Du bist nicht tot, solange einer an dich denkt.« Unser Pastor hat neulich einen kleinen Dorfskandal ausgelöst, als er in einer Kirchenzeitung schrieb, das sei ihm eigentlich zu wenig. Ob denn das ewige Leben davon abhängen könne, wie gut das Gedächtnis der Hinterbliebenen sei? Und wenn auch sie stürben? Wäre dann alles aus?
Natürlich hatte er recht. Erinnerung allein reicht für die christliche Hoffnung auf Auferstehung und ewiges Leben nicht aus. Bei-

des muss objektiv gedacht sein, als von außen auf einen zukommend, als Geschenk. Und doch ist diese Erinnerung ein wichtiger Trost.

In der Gemeinde

Seit einiger Zeit haben wir in unserer Gemeinde eine »Klagemauer«: Der neue Pfarrer hat Luftsteine in die Taufkapelle bringen und sie zu einer kniehohen Mauer aufbauen lassen. Dort, rings um den Taufstein, neben dem auch ein Kerzenbaum steht, lädt er einmal im Monat an einem Freitagnachmittag zum Totengedenken.

Die Liturgie ist schlicht. Musik von der CD, Gebet, kurze Ansprache, Segen. Dazwischen viel Raum, die eigene Trauer vor Gott zu bringen und Zwiesprache mit dem Verstorbenen zu halten. Für jeden brennt eine Kerze, und sie brennt auch weiter, wenn alle die Kapelle verlassen.

Und die Löcher in den Steinen? Da hinein können Briefchen gesteckt werden, Botschaften an Gott oder den Verstorbenen, und sei es, dass wir ihm mitteilen, welche Note der Sohn in der letzten Englischarbeit hatte oder wie Werder Bremen gespielt hat.

In der Familie

Erinnerung und lebendige Kommunikation: Es ist gut, wenn sie ihren Ort hat, Zeit und Raum. Auch in der Familie kann so etwas geschehen. Nehmen Sie sich eine halbe Stunde Zeit nach dem Abendessen, vor dem Schlafengehen. Zünden Sie eine Kerze an, sprechen Sie ein Gebet. Wenn Ihnen oder den Kindern danach ist: Sprechen Sie mit dem Verstorbenen. Und wenn das nicht mehr passt, lassen Sie es wieder. Trauer darf sich verändern.

Am Grab

Ein alter Mann aus der Nachbarschaft fährt jeden Tag bei Wind und Wetter mit dem Fahrrad in das übernächste Dorf. »Meine Frau besuchen«, sagt er. Seine Frau ist seit Jahren tot. Er besucht sie auf dem Friedhof. Liebevoll pflegt er das kleine Stück Erde, pflanzt und reißt aus, jätet und hackt, gießt und harkt. Beten, sagt er, tut er da nicht. Dafür geht er in die Kirche. Reden, sagt er, tut er auch nicht. Da käme er sich komisch vor. Er fährt hin, arbeitet ein wenig, kehrt um. »Ich besuche meine Frau.« Auch das ist Erinnerung.

Suchen Sie Ihre eigene Form. Es muss *zu Ihnen* passen und zu Ihren Kindern. Fragen Sie nicht, was »man« tut, sondern was Sie tun möchten. Eines aber sollten Sie bedenken: Die individuelle Form hat ihr sinnvolles Gegenstück in der Gemeinschaft. Erinnerungsangebote der Gemeinde bieten zusätzlichen Trost. Sie können beides haben. Sie sind nicht allein.

Aufbruch

Erinnerung, haben wir gesagt, ist ein wichtiger Trost. Und nicht nur das. Sie ist auch eine Chance, sein Leben ganz langsam an den Verlust anzupassen und mit ihm umzugehen.
Als meine Eltern nun beide tot waren, galt es, ihr Haus auszuräumen, all ihre Sachen zu sichten, manches zu bergen, vieles schweren Herzens zu entsorgen. Mir kam das allzu schwer vor. Ich zog mich zurück, ließ es andere machen, betonte auch immer wieder: »Ich will nichts aufheben. Es hat keinen Sinn.«
Hat es – kann ich Ihnen heute versichern. Mein Mann kam schließlich vom letzten Aufräumen wieder und hatte so vieles mitgebracht – einfach gerettet vor der Vernichtung. Nun ist unser Haus nicht mehr dasselbe. An jeder Ecke stoße ich unversehens auf Spuren meiner Mutter, meines Vaters, meiner Kinderzeit.
Inzwischen ist der offene Schmerz über die Verluste verheilt. Und was soll ich sagen: Diese »ewige« Erinnerung, diese immer ge-

wohnter werdende Verbindung zu dem, was war, gefällt mir. Es ist, als wären Vergangenheit und Gegenwart verbunden und versöhnt und stellten sich gemeinsam dem, was noch kommt.
Insofern kann ich aus dieser späten Erfahrung nur Empfehlen: Bewahren Sie – gemeinsam mit Ihren Kindern – Erinnerungsstücke an liebe Verstorbene. Vergraben Sie sie nicht in selten geöffneten Schubladen. Lassen Sie sie herumliegen, gebrauchen Sie sie. Das eröffnet ganz neue Wege des Umgangs.
Meine Kinder haben übrigens selbst gewählt, was sie mitnehmen aus Opas und Omas Haus. Ein Fläschchen Parfüm der Älteste – »so hat Oma immer gerochen«. Papiertaschentücher, päckchenweise, der Mittlere. »Die hatte sie immer, auch für mich, wenn wieder die Nase lief.« Er wird sie verbrauchen und irgendwann einmal werden sie aufgebraucht sein. Zwei Tassen schließlich der Jüngste. Die schaue ich mir stirnrunzelnd an.
»Was sollen wir denn damit, Tim?« Zumal die Untertassen fehlen. »Die passen nicht zu unserem Service und überhaupt …« Tim nickt. »Nein, die passen nicht. Die passen zu Oma und Opa.« Deshalb. Okay.
Wir haben auch Handtücher, Haushaltsgeräte, Fotos … Die Fotos übrigens hat mein Mann sich genommen. Die Kinder hätten sie stehen lassen. »Wozu Fotos?«, fragt Tim. »Ich weiß doch, wie Oma und Opa aussehen.« Und überhaupt, überlege ich und denke an den »kleinen Prinzen«: »Man sieht nur mit dem Herzen gut.«

Stärkungen

Der Mond ist aufgegangen,
die goldnen Sternlein prangen
am Himmel hell und klar;
der Wald steht schwarz und schweiget
und aus den Wiesen steiget
der weiße Nebel wunderbar.

Wie ist die Welt so stille,
und in der Dämmrung Hülle
so traulich und so hold!
Als eine stille Kammer,
wo ihr des Tages Jammer
verschlafen und vergessen sollt.

Seht ihr den Mond dort stehen?
Er ist nur halb zu sehen
und ist doch rund und schön!
So sind wohl manche Sachen,
die wir getrost belachen,
weil unsre Augen sie nicht sehn.

Mit den ersten drei Strophen des bekannten Abendliedes von Matthias Claudius komme ich, wie es sich für ein gutes Buch gehört, auf den Anfang zurück: Ich glaube, dass das Beste, was wir unseren Kindern tun können, um sie auf die Härten und Schmerzen des Lebens vorzubereiten, dies ist: sie stark zu machen fürs Leben.

Stark im Leben, stark angesichts des Todes

In vielen Situationen können wir Kinder erproben lassen, was sie alles allein können. In vielen anderen Situationen können wir ihnen unter die Arme greifen und zeigen: Du bist nicht allein. Zwischen diesen beiden Erfahrungen eine gute Balance herzustellen, das ist die Aufgabe dessen, was ich im Grunde nicht Erziehung nennen möchte, sondern behütetes Heranwachsen.

Das Einschlafen am Abend ist so eine Situation. Die Kinder sollen sie allein meistern, aber nicht ohne Hilfe. Rituale zum Schlafengehen sind wichtig. Wenn der Tag hinter uns liegt mit all seinen Höhen und Tiefen, lohnt es, eine kleine Summe zu ziehen und ein Stück weiterzukommen: mit einer Geschichte, vorgelesen oder erzählt, mit einem Gespräch, das sich anschließt und das vielleicht einen ganz anderen Weg nimmt als den, den Sie erwartet haben. Mit einem Gebet und einem Lied.

In dem Lied von Matthias Claudius wird die Nacht als Geborgenheit wahrgenommen und der Schlaf als ein verdientes Ausruhen nach der Mühe des Tages. Ein Stück Transzendenz ist auch dabei: Wir sehen den Mond halb, obwohl er doch ganz ist – ein Gleichnis, das man nicht erklären muss, mit dem man aber sehr viel anfangen kann.

… und unsern kranken Nachbarn auch

Als Kind hat mir, das weiß ich noch, immer die letzte Strophe besonders imponiert (die mittleren haben wir damals ausgelassen):

So legt euch denn, ihr Brüder,
in Gottes Namen nieder;
kalt ist der Abendhauch.
Verschon uns, Gott, mit Strafen

und lass uns ruhig schlafen!
Und unsern kranken Nachbar auch!

Wir hatten meiner Erinnerung nach eigentlich nie einen kranken Nachbarn. Der Gedanke war mir neu und fremd. Vielleicht hat er sich gerade deshalb so festgesetzt. Es ist gut, nicht nur an sich zu denken, an seine eigene Familie, sondern, gewissermaßen »vorsichtshalber«, auch an andere, an die Nahen und die Fernen.
Es ist dies ein Stück Achtsamkeit, das bei allem, was wir mit Kindern tun, dabei sein sollte. Auch wenn wir vielleicht nicht darauf kommen, der toten Hummel am Wegrand das letzte Geleit zu geben, so werden wir es doch vermeiden, mutwillig Leben zu töten, Blumen auszureißen, Zweige zu knicken.
So werden wir die Jahreszeiten wahrnehmen, die erwachende, die blühende, die welkende, die frierende und ruhende Natur. Wir werden darauf achten, wie der Morgen riecht, der Abend, das Gras in der Sommerhitze, wenn ein leichter Regen es netzt.
Wir werden das Eichhörnchen beobachten, wie es Nüsse sammelt für die Winterzeit, und die Vogeleltern, die ihre Jungen füttern. Im Teich entdecken wir Laich und später Kaulquappen. Natürlich wird Tim sie auch dieses Jahr wieder fangen. Aber er wird sie auch zurücksetzen in ihren Lebensraum.
Leben und leben lassen – nicht nur der Kreislauf des Lebens, sondern zugleich das, was Christus und das, was Christen ausmacht: »Das geknickte Rohr wird er nicht abbrechen und den glimmenden Docht wird er nicht auslöschen«, so heißt es im Alten Testament vom Gottesknecht und dann im Neuen Testament vom Sohn Gottes. Dessen Spuren lohnt es sich zu folgen, auch und gerade, wenn Kinder im Haus sind.

Vater, lass die Augen dein über meinem Bette sein

Mein Mann ist vielleicht nicht der Beredteste, wenn es darum geht, die Kinderseelen zu erkunden, und nicht der Findigste, wenn es gilt, das rechte Wort für die gerade schmerzende Wunde zu finden. Gerade er hält sich, um den Kindern Halt und Hoffnung zu geben, gern an geprägte Sprache, er »leiht« sich, was er braucht, aus der Tradition. Zum Ritual am Abend gehört bei ihm ein altes Schlaflied, das inzwischen die ganze Familie schätzt und liebt:

Müde bin ich, geh zur Ruh,
schließe beide Augen zu.
Vater, lass die Augen dein
über meinem Bette sein.

Hab ich Unrecht heut getan,
sieh es, lieber Gott, nicht an.
Deine Gnad und Jesu Blut
machen allen Schaden gut.

Alle, die mir sind verwandt,
Gott, lass ruhn in deiner Hand.
Alle Menschen, groß und klein,
sollen dir befohlen sein.

Kranken Herzen sende Ruh,
müde Augen schließe zu.
Gott im Himmel, halte Wacht
gib uns eine gute Nacht.

Luise Hensel

Gebeten wird hier um Segen und Vergebung; Fürbitte wird gehalten für nahe und ferne andere. Am Ende steht die Bitte ums Behüten – und das beinhaltet vieles: Linderung der Schmerzen, Schutz vor allem Bösen, ein frohes Erwachen – aber eben auch: Frieden für die, die sterben werden.

Der Text enthält mehr, als Kinder erklären können würden, und auch mehr, als die meisten von uns Kindern erklären könnten. *Deine Gnad und Jesu Blut ...?* Lassen wir es einfach so stehen. Die Worte wirken, auch wenn sie ungeklärt bleiben. Das mit Jesu Blut ist schwer für jeden und dennoch eine zentrale Botschaft, die trägt.

Gerade Kinder schlagen sich abends oft mit einem schlechten Gewissen herum. Wenn sie müde sind und ein wenig bange vor der Nacht, dann fällt ihnen plötzlich ein, was sie am Tag leichtfertig und unbedacht angerichtet haben. Und auf einmal tut es ihnen leid. Dann ist so eine Formel wie eine Befreiung: Ein anderer macht es wieder gut. *Der liebe Gott.*

Es ist sehr wichtig, dass vor dem Schlafengehen alles, was der Tag an Verwerfungen gebracht hat, wieder ins Lot kommt. Dass wir uns versöhnen, von Herzen Gute Nacht wünschen, ja, und dass wir das, was wir nicht selbst in Ordnung bringen können, einem Höheren anvertrauen können.

Der nächste Schritt ist die Fürbitte – schon bedacht im Lied »Der Mond ist aufgegangen«. Behutsam wird hier der Horizont geweitet. Zuerst: »Alle, die mir sind verwandt«, dann auch: »Alle Menschen, groß und klein.« Wir bitten mehr, als wir selbst je einlösen könnten. Auch von Gott werden wir nicht erwarten, dass allen Menschen weltweit kein Unglück widerfährt. Unsere Erfahrung spricht dagegen. Aber wir wünschen das und bekunden unseren guten Willen, niemand anderem Gott zu neiden, allen das zu wünschen, was wir selbst erhoffen. Und stellen es dann wiederum einem Höheren anheim.

Genau in diesem Sinn, überschießend in der Hoffnung und doch mit Zutrauen kehren wir in der letzten Strophe zu uns selbst zurück, zu der Nacht, die vor uns liegt. »Morgen früh, wenn Gott will, wirst du wieder geweckt«, heißt es in einem anderen alten

Abendlied (»Guten Abend, gute Nacht«, vertont von Johannes Brahms). Ich weiß noch: Das hat mich damals nicht gut schlafen lassen. *Wenn Gott will …* – das schien mir eine recht ungewisse Bedingung. Dennoch ist es natürlich vollkommen richtig. Es liegt nicht an uns, ob wir leben oder sterben, es liegt nicht an uns, ob wir oder wer am Morgen wieder aufwacht. In der letzten Strophe unseres Nachtgebets ist es dennoch behutsamer formuliert: »Gib uns eine gute Nacht« – wie auch immer die aussehen möge; das ist das, was am Abend des Tages, an der Schwelle zur Nacht wirklich zählt.

»Müde Augen schließe zu«, das mag schlafen bedeuten oder sterben. So genau wollen wir das gar nicht wissen. Aber dass wir das im Frieden bitten können und im Vertrauen auf einen guten Willen über uns, das erleichtert alles: das Leben und das Sterben, das Trauern, das Abschiednehmen und dann wieder: das Leben.

Wie spreche ich mit Gott?

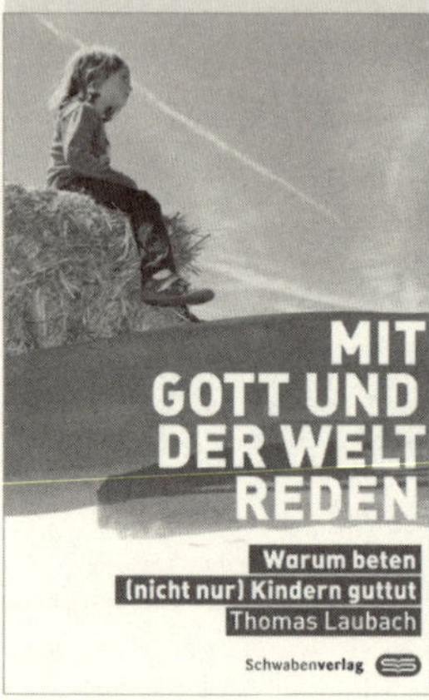

Thomas Laubach
Mit Gott und der Welt reden
Warum beten (nicht nur) Kindern guttut

Format 12 x 19 cm
112 Seiten
Paperback
ISBN 978-3-7966-1517-7

Viele Eltern möchten gerne mit ihren Kindern beten. Aber viele stehen dann vor der Frage: Wie geht das heute? Und: Kann ich mit meinen Kindern beten, auch wenn ich selbst zweifle? Und wenn ja: Welche Worte, welche Gesten passen dann für uns? Dieses Buch macht Eltern Mut, einfach wieder mit dem Beten anzufangen, für sich und mit ihren Kindern. Zudem zeigt es Möglichkeiten, wie man als Vater oder Mutter eigenen Antworten auf die Spur kommt. Mit vielen praktischen und familienerprobten Ideen, wie und wo das Beten im konkreten Alltag seinen Platz finden kann.

Schwabenverlag
www.schwabenverlag-online.de